Universitätsklinikum Ulm
Klinik für Kinder- und Jugendmedizin
Sektion Pädiatrische Endokrinologie und Diabetologie
Ärztlicher Direktor: Prof. Dr. med. Klaus-Michael Debatin

Phänotypisierung von Patienten mit einer aktivierenden Mutation im Glucokinase-Gen

DISSERTATION
Zur Erlangung des Doktorgrades
der Medizin (Dr. med)
der Medizinischen Fakultät
der Universität Ulm

vorgelegt von
Anja Maria Feneberg
aus Erlangen

2009

Bibliografische Information der Deutschen Nationalbibliothek

Die Deutsche Nationalbibliothek verzeichnet diese Publikation in der Deutschen Nationalbibliografie; detaillierte bibliografische Daten sind im Internet über http://dnb.d-nb.de abrufbar.

1. Aufl. - Göttingen : Cuvillier, 2010

Zugl.: Ulm, Univ., Diss., 2009

978-3-86955-369-6

Amtierender Dekan:	Prof. Dr. Klaus-Michael Debatin
1. Berichterstatter:	Prof. Dr. M. Wabitsch
2. Berichterstatter:	Prof. Dr. B. Böhm
Tag der Promotion:	24.06.2010

Nonnenstieg 8, 37075 Göttingen

Telefon: 0551-54724-0

Telefax: 0551-54724-21

www.cuvillier.de

1. Auflage, 2010

Gedruckt auf säurefreiem Papier

978-3-86955-369-6

Inhaltsverzeichnis

Abkürzungsverzeichnis

18F-L-DOPA	18F-fluoro-l-dopamine
ACE	angiotensin-converting enzyme
ACTH	Adrenocorticotropes Hormon
ADP	Adenosindiphosphat
ATP	Adenosintriphosphat
BG	Blutglukose
BMI	Body-Mass-Index
BZ	Blutzucker
cDNA	complementary deoxyribonucleic acid
CHI	congenital hyperinsulinism
DEF	diagnostischer Elternfragebogen
DNA	deoxyribonucleic acid
ECLIA	Elektrochemilumineszenz Immunoassay
EEG	Elektroenzephalogramm
EI	exercised induced
EKG	Elektrokardiogramm
ELISA	enzyme linked immunosorbent assay
EW	Eiweiss
GCK	Glucokinase
GDH	Glutamatdehydrogenase
GIP	Glucose-dependent insulinotropic polypeptide
GKRP	Glucokinase regulatory protein
GLP-1	glucagon-like peptide-1
Glu	Glukose
GLUT1	Glukosetransporter 1
GLUT2	Glukosetransporter 2
GSIR	glucose-stimulated insulin release
GST	Glutathionyl-S-Transferase
HDL	high density lipoprotein
HI	Hyperinsulinismus
HNO	Hals-Nasen-Ohren-Heilkunde
i.m.	intramuskulär

i.v.	intravenös
IQ	Intelligenzquotient
KG	Körpergewicht
KH	Kohlenhydrat
KHK	Koronare Herzkrankheit
Kir6.2	K+-channel inward-rectifier 6.2c
LDL	low density lipoprotein
MODY	maturity-onset diabetes of the young
MODY-2	maturity-onset diabetes of the young - 2
mRNA	messenger ribonucleic acid
n.b.	nicht bestimmt
n.v.	nicht verfügbar
nH	Hill number
NMR	nuclear magnetic resonance
oGTT	oraler Glukosetoleranztest
P	Perzentile
PAM3	Phenylalanin aminomutase 3
PCR	polymerase chain reaction
PEG	perkutane endoskopische Gastrostomie
PEJ	perkutane endoskopische Jejunostomie
PET	Positronen-Emissions-Tomographie
PHHI	persistent hyperinsulinemic hypoglycemia of infancy
PNDM	permanent neonatal diabetes mellitus
s.c.	subcutan
SCHAD	Short-Chain-L-3-Hydroxyacyl-CoA-Dehydrogenase
SDS	standard deviation score
SSW	Schwangerschaftswoche
SUR1	sulfonylurea receptor 1
TG	Triglyzeride
TORCH	Toxoplasmosis, others, rubella, cytomegalovirus, herpes simplex virus
WT	Wildtyp

1. Einleitung

Hypoglykämien sind häufig zu beobachtende Stoffwechselentgleisungen und spielen gerade auch im Neugeborenenalter eine wichtige Rolle. Diese neonatalen Hypoglykämien können vorübergehend auftreten oder aber auch über einen langen Zeitraum persistieren. Sie können viele verschiedene Ursachen haben und unter anderem durch eine vermehrte Insulinsekretion bedingt sein. Ist diese vermehrte Insulinsekretion angeboren so spricht man vom kongenitalen Hyperinsulinismus, der die häufigste Ursache für persistierende Hypoglykämien im Säuglings- und Kindesalter darstellt und auch unter dem englischen Begriff „persistent hyperinsulinemic hypoglycemia of infancy“ (PHHI) bekannt ist. Im Folgenden soll nun ein kurzer Überblick über die verschiedenen Formen des kongenitalen Hyperinsulinismus bei Neugeborenen gegeben werden, wobei auch auf Klinik, Diagnose und Therapiestrategien dieser Erkrankung eingegangen wird.

1.1. Kongenitaler Hyperinsulinismus

Der kongenitale Hyperinsulinismus (CHI) kann durch verschiedene genetische Defekte bedingt sein und zeigt sich folglich auch in sehr unterschiedlichen Ausprägungen und Formen. Allen Formen gemeinsam ist eine gestörte Insulinsekretion in der beta-Zelle des Pankreas mit rezidivierenden Hypoglykämien.

Normalwerte für die nüchtern-Glukose Konzentrationen im Kleinkindes-, Kindes- und Erwachsenenalter liegen zwischen 70 und 100 mg/dl. Bei Neugeborenen ist die untere Grenze etwas tiefer angesetzt (Stanley, 2003).Von schweren Hypoglykämien spricht man definitionsgemäß bei Blutzuckerspiegeln unter 40 mg/dl. Dies ist laut Sperling et al. auch die klassische Grenze für eine Hypoglykämie im Neugeborenenalter (Sperling und Menon, 2004). Da aber neurophysiologische Symptome auch bei Blutzuckerspiegeln von 50-70 mg/dl auftreten können, gibt es Bestrebungen, diese Grenze eher bei einem Glukosewert von unter 60 mg/dl anzusetzen, damit die Glukoseversorgung des Gehirns sichergestellt ist (Stanley und Baker, 1999). In diesen hypoglykämischen Phasen findet man bei Kindern mit einem kongenitalen Hyperinsulinismus charakteristischerweise Insulinkonzentrationen, die bezogen auf die Glukosekonzentration zu hoch sind. Ein wichtiger Aspekt dabei ist, ob die Insulinsekretion noch reguliert, dass heißt in Abhängigkeit von der Glukosekonzentration stattfindet oder nicht.

Eine weitere Differenzierung kann histologisch erfolgen. Hierbei wird eine fokale von einer diffusen Pankreasveränderung abgegrenzt, was auch klinisch von entscheidender Bedeutung ist. Neue Studien versuchen diese Unterscheidung durch eine nicht-invasive Diagnostik zu ersetzen. Positronen-Emissions-Tomographie (PET)-Untersuchungen des Pankreas mit 18-F-fluoro-L-DOPA waren in dieser Hinsicht bereits erfolgreich (Ribeiro et al., 2005).

Was die Pathogenese angeht, so sind mittlerweile verschiedene Gendefekte bekannt, die auch als Grundlage für die aktuelle Klassifikation des CHI herangezogen werden. Die häufigste Ursache sind hierbei Defekte im ATP-sensitiven Kaliumkanal, der aus zwei Untereinheiten besteht, dem Sulfonylharnstoff-Rezeptor SUR1 und dem Ionenkanal Kir6.2. Für beide Untereinheiten sind Gendefekte bekannt. Des Weiteren können Mutationen im Glutamatdehydrogenase-Gen (GDH) und im Glucokinase-Gen (GCK) zu einer vermehrten Insulinsekretion führen. Letztere steht im Mittelpunkt dieser Arbeit und wird weiter unten noch näher beschrieben. Sehr selten kann auch ein Mangel an Short-Chain-L-3-Hydroxyacyl-CoA-Dehydrogenase (SCHAD) oder eine anaerobe körperliche Belastung („Exercised induced", EI) zu einem Hyperinsulinismus führen (Meissner und Mayatepek, 2005).

Ergänzend sei noch erwähnt, dass eine angeborene vermehrte Insulinsekretion mit Hypoglykämien auch bei bestimmten Syndromen vorliegen kann, so z.B. beim Beckwith-Wiedemann-Syndrom, Perlman-Syndrom oder selten auch beim Sotos-Syndrom (Giurgea et al., 2006). Vorübergehend können außerdem neugeborene Kinder diabetischer Mütter im Rahmen einer Fetopathia diabetica eine vermehrte Insulinsekretion aufweisen.

Klinisch zeigen sich beim kongenitalen Hyperinsulinismus vor allem Zeichen der Unterzuckerung wie Krampfanfälle, Apnoen, Hypotonie, Zittrigkeit, Zyanose und Schwitzen. Pränatal kann eine Makrosomie vorliegen, im Säuglingsalter stehen vor allem Krampfanfälle und andere neurologische Symptome im Vordergrund. (Meissner und Mayatepek, 2005). Eine Übersicht der Hypoglykämie-Symptome und eine separate Auflistung der Häufigkeit dieser Symptome auch in Abhängigkeit vom Manifestationsalter findet sich bei (Meissner et al., 2003), wo Daten von 114 Patienten mit kongenitalem Hyperinsulinismus zusammengetragen sind. Neben oben genannten Symptomen werden hier auch irreguläre Atmung, Lethargie, schlechtes Trinkverhalten an der Brust, Reizbarkeit und Bradykardien aufgelistet. Bei neonataler Manifestation fielen die meisten

Kinder durch Krampfanfälle, Apnoen, Hypotonie und Zittrigkeit auf, während bei späterer Manifestation vor allem die Krampfanfälle im Vordergrund stehen.

Anhand des klinischen Erscheinungsbildes kann nur schwer auf die verschiedenen molekulargenetischen Ursachen geschlossen werden. Man konnte allerdings beobachten, dass Patienten mit autosomal dominant vererbten Formen des Hyperinsulinismus, wie es bei der aktivierenden Mutation im Glucokinase-Gen und einer Mutation im Glutamatdehydrogenase-Gen der Fall ist, in der Regel kein erhöhtes Geburtsgewicht aufweisen. Außerdem scheinen diese im Gegensatz zu den autosomal rezessiv vererbten oder sporadischen Formen nicht sofort nach der Geburt, sondern erst drei bis neun Monate postnatal auffällig zu werden und auch besser auf eine medikamentöse Therapie anzusprechen (Sperling und Menon, 2004). Zur weiteren Veranschaulichung zeigt die Tabelle 1 eine vereinfachte Gegenüberstellung der klinischen Beobachtungen bei den autosomal dominant vererbten aktivierenden Mutationen im Glucokinase-Gen (GCK-HI) im Gegensatz zu den klinischen Charakteristika der Patienten mit autosomal rezessiv vererbter Mutation im K_{ATP}-Kanal (SUR1/Kir6.2-HI). Genaue Angaben dazu finden sich bei (Gloyn et al., 2003).

Tabelle 1: Klinische Charakteristika der Patienten mit Glucokinase bedingtem Hyperinsulinismus (GCK-HI) im Vergleich zu Patienten mit durch einen Defekt im SUR1- bzw. Kir6.2-Gen bedingten Hyperinsulinismus (SUR1/Kir6.2-HI).

Klinische Charakteristika	GCK-HI	SUR1/Kir6.2-HI
Geburtsgewicht	Normal	erhöht
Glukose-Spiegel	niedrig, eher gleichmäßig	niedrig, eher schwankend
Insulin-Spiegel	relativ zu hoch, reguliert	hoch, nicht reguliert
Pankreas-Histologie	Normal	hypertrophe beta-Zellen, verschieden große Langerhans-Inseln
Behandlung mit Diazoxid	bei 9/11 erfolgreich	i.d.R. schlechtes Ansprechen

Diagnosekriterien und einen Algorithmus zum therapeutischen Vorgehen finden sich bei (Meissner und Mayatepek, 2005). Die Diagnose kann bei milden Formen schwierig sein. Das liegt auch daran, dass zum Teil eine große klinische Variabilität vorhanden ist. Neben Symptomen der Unterzuckerung und erhöhter Insulinspiegel im Blut kann ein Glukagontest oder Fastentest hilfreich sein. Eine Sicherung der Diagnose erfolgt molekulargenetisch.

Therapieprinzip ist eine Vermeidung von Hypoglykämien durch häufige Mahlzeiten, Glukoseinfusionen, Maltodextringabe und eventuell auch eine kontinuierliche Sondierung zur Kohlenhydratzufuhr. Bei einer fokalen Pankreasveränderung kann eine Pankreasteilresektion zur Besserung der Symptome führen, jedoch muss hier die Gefahr eines sich später entwickelnden Diabetes mellitus berücksichtigt werden (Meissner et al., 2003, Meissner und Mayatepek, 2005). Medikamentöse Therapieansätze ergeben sich aus der Regulation der Insulinsekretion in der beta-Zelle des Pankreas. Diese ist weiter unten erläutert und in Abbildung 1 dargestellt. Eine Hemmung der Insulinfreisetzung und eine Verbesserung der Hypoglykämie können somit erfolgen, indem zum Beispiel durch Diazoxid der K_{ATP}-Kanal geöffnet wird oder über Somatostatin-Analoga wie Octreotid der Calcium-Einstrom gehemmt wird.

Ziel jeder Therapie sollte sein, eine durch rezidivierende Hypoglykämien bedingte Entwicklungsverzögerung, bzw. die Entstehung von neurologischen Defiziten zu vermeiden, die leider bei 44% aller Kinder mit kongenitalem Hyperinsulinismus zu beobachten sind. Besonders gefährdet sind hierbei Kinder, die nicht sofort nach der Geburt, sondern erst später auffällig werden (Meissner et al., 2003).

Nachdem ein kurzer Überblick über Klassifikation, Klinik, Diagnose und Therapiestrategien des kongenitalen Hyperinsulinismus gegeben wurde, konzentriert sich der folgende Teil dieser Arbeit auf den Subtyp mit aktivierender Mutation im Glucokinase-Gen. Eine aktuelle, groß angelegte Studie von Christesen et al. schätzt die Prävalenz dieses Subtyps innerhalb des Kollektivs der Kinder mit kongenitalem Hyperinsulinismus, die nicht an einem Syndrom leiden, auf 1,2 %. Nimmt man daraus die Untergruppe, bei der kein Defekt im K_{ATP}-Kanal besteht, erhöht sich diese Zahl auf 4,6 %. Berücksichtigt man zusätzlich nur die Kinder, die auf eine medikamentöse Therapie ansprachen, so kommt man auf eine Häufigkeit von 6,9 % (Christesen et al., 2008).

Um die Komplexität dieser genetischen Veränderungen gut erfassen zu können und auch ein genaues Verständnis über die Folgen dieser Mutation für den gesamten Stoffwechsel zu bekommen, sollen hier zunächst einige Grundlagen zu diesem Enzym abgehandelt werden. Dazu gehören sowohl die kinetischen Eigenschaften des Enzyms, als auch die genetische Ebene, die Regulation der Enzym-Aktivität und sonstige Einflussfaktoren auf die GCK, aber auch ihr Vorkommen und ihre Funktion in den verschiedenen Organen.

1.2. Glucokinase

Die Glucokinase, manchmal auch als humane Hexokinase IV, Hexokinase D oder ATP:D-Hexose 6-Phospotransferase bezeichnet ist ein Enzym, das folgende Reaktion katalysiert:

Glukose + ATP → Glukose-6-Phosphat + ADP

Magnesium ist als Cofaktor beteiligt. Außerdem können neben Glukose auch andere Hexosen wie Mannose, Fruktose und Glukosamine von der Glucokinase auf diese Weise verstoffwechselt werden.

Die Glucokinase ist ein monomeres Protein bestehend aus 465 Aminosäuren mit einem Molekulargewicht von 50 kD und besitzt ein aktives Zentrum, das Glukose und Mg-ATP bindet und ein allosterisches Zentrum, dessen endogener Aktivator bisher noch nicht bekannt ist. Jedoch haben Grimsby et al. 2003 einen pharmakologischen Aktivator gefunden, der einen wichtigen Ansatzpunkt für die Diabetes-Therapie darstellt (Grimsby et al., 2003)

Die besonderen kinetischen Eigenschaften der Glucokinase im Vergleich zu den anderen Hexokinasen bestehen zum einen in der geringeren Affinität zu Glukose ($S_{0,5}$ ~ 7,5 mM), das heißt die Reaktion kann nur ablaufen, wenn die Konzentration an Glukose hoch genug ist, und zum anderen in der fehlenden Inhibition durch das Endprodukt Glukose-6-Phosphat. Außerdem ist die Glucokinase das bislang einzige monomere Enzym mit einem kooperativen Effekt, in diesem Fall für Glukose (nH ~ 1,7) (Pilkis, 1968, Gloyn et al., 2005). Da auf diese Weise die katalysierte Reaktion nicht abhängig von der Konzentration an Glukose-6-Phosphat ist, sondern von der Menge der zur Verfügung stehenden Glukose, wird die GCK auch als Glukose-Sensor bezeichnet. In der beta-Zelle des Pankreas ist sie somit wesentlich an der Bildung des Schwellenwerts für die Glukose-Konzentration, der für die Glukose-induzierte Insulinsekretion (GSIR) nötig ist, beteiligt. Diese Schwelle liegt ungefähr bei einer Glukose-Konzentration von 5 mmol/l (Gloyn et al., 2004).

Mit diesen kinetischen Eigenschaften nimmt die GCK eine zentrale Rolle in der Regulation des Kohlenhydrat-Stoffwechsels ein. Die am besten untersuchte Aufgabe der GCK ist dabei die eben erwähnte Regulation der Insulinfreisetzung in der beta-Zelle des Pankreas, deren Mechanismus in der Abbildung 1 schematisch dargestellt ist.

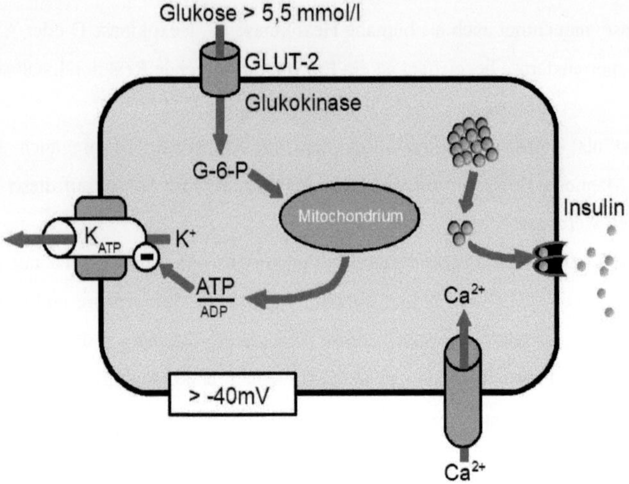

Abbildung 1: Schematische vereinfachte Darstellung des Mechanismus der Glukose-induzierten Insulinsekretion in der beta-Zelle des Pankreas (nach Horn, 2008). GLUT-2 steht für den Glukosetransporter 2, G-6-P für Glukose-6-Phosphat, ATP ist die Abkürzung von Adenosintriphosphat, ADP von Adenosindiphosphat und K_{ATP} stellt den Kalium-ATP-Kanal dar.

Glukose wird über den Insulin-abhängigen Glukosetransporter GLUT2 in die beta-Zelle aufgenommen und dort von der Glucokinase zu Glukose-6-Phosphat umgewandelt. Diese Reaktion stellt den geschwindigkeitsbestimmenden Schritt für die weitere Verstoffwechslung der Glukose dar, bei dem ATP generiert wird. Folglich kommt es zu einem Anstieg des ATP/ADP-Spiegels. Einen ähnlichen Effekt hat die Oxidation von Glutamat durch das Enzym Glutamatdehydrogenase. Steigt der ATP-Spiegel in der Zelle, so schließen sich die K_{ATP}-Kanäle und Kalium reichert sich intrazellulär an. Die folgende Depolarisation bewirkt eine Öffnung von Calcium-Kanälen und die einströmenden Calcium-Ionen fördern daraufhin die Insulinfreisetzung aus den Granula.

In ähnlicher Weise beeinflusst die Glucokinase auch die Sekretion von Glukagon in den alpha-Zellen des Pankreas, die jedoch nicht GLUT2 ($K_m \sim 5$ mmol/l) sondern GLUT1 ($K_m \sim 1$ mmol/l) besitzen und daher bei niedrigen Glukose-Spiegeln Glukose in die Zelle transportieren und Glukagon sekretieren.

Die Glucokinase kommt jedoch nicht nur im Pankreas vor, sondern unter anderem auch in der Leber, in den K-Zellen und L-Zellen des Magen-Darm-Traktes (Cheung et al., 2000) und in neuronalen Zellen des Hypothalamus (Jetton et al., 1994). Diese Zellen sind alle bei der Aufrechterhaltung der Glukose-Homeostase im Körper beteiligt.

In der Leber ist die Phosphorylierung von Glukose zu Glukose-6-Phospat durch die GCK der entscheidende Schritt sowohl für die Glykolyse also auch für die Glykogensynthese. Beides führt zu einer Senkung des Blut-Glukose-Spiegels als Reaktion auf eine kohlenhydrathaltige Mahlzeit.

Was die Funktion der GCK in den K- und L-Zellen des Magen-Darm-Traktes angeht, so vermutet man, dass sie hier ebenfalls als Glukose-Sensor dient und bei der Sekretion von GIP (Glukose-dependent insulinotropic polypeptide) und GLP-1 (Glukagon-like peptide-1) beteiligt ist, die ihrerseits wiederum die Insulinsekretion stimulieren.

Die GCK wird auch in Glukose-sensitiven Neuronen im Gehirn exprimiert. Diese finden sich vor allem im ventromedialen Hypothalamus und im Nucleus arcuatus. Beide Regionen sind bei der Regulation der Glukose-Homeostase und bei der Hunger- und Sättigungsregulation beteiligt. Es wird vermutet, dass diese Zellen über die Aktivität der GCK auf Glukose-Spiegel im Liquor reagieren. (Kang et al., 2006).

Die Regulation der GCK erfolgt sowohl auf genetischer Ebene als auch auf Enzymebene. Das GCK Gen liegt auf Chromosom 7 und besteht aus 10 Exons, dabei enthält das erste Exon zwei verschiedene Promotor-Regionen, die gewebespezifisch sind und für zwei Isoformen des Enzyms verantwortlich sind. Beide Isoenzyme haben jedoch die gleichen kinetischen Eigenschaften. Der erste Promotor wird auch als „upstream promoter“ oder neuroendokriner Promotor bezeichnet und findet sich in allen Zellen außer in der Leber, während der zweite Promotor, auch „downstream promoter“ oder Leber-Promotor genannt, nur in Leberzellen aktiv ist. Diese Tatsache ermöglicht eine unterschiedliche Regulation der GCK der Leber, die hauptsächlich auf zwei Wegen erfolgt. Zum einen kann Insulin längerfristig über den Transaktivator SREBP1c (sterol regulatory element binding protein-1c), der an den Leber-Promotor binden kann, die Transkription der GCK steigern. Zum anderen kann die Glucokinase-Aktivität auch kurzfristig über GKRP (Glucokinase regulatory protein) beeinflusst werden. GKRP agiert als kompetitiver Inhibitor zur Glukose, bildet 1:1 Komplexe mit der GCK und transportiert sie so vom Zytoplasma in den Zellkern. Während der Bindung an GKRP ist die Enzymaktivität nahezu null (Gloyn et al., 2005, Christesen et al., 2004).

Daneben können aber auch Glukagon, Trijodthyronin, Glucocorticoide und andere Hormone Einfluss auf die GCK-Aktivität nehmen und tragen zur komplexen Regulation dieses Enzyms bei (Iynedjian, 2004).

Wie weiter oben schon erwähnt können nun Mutationen im Glucokinase-Gen die Ursache für einen gestörten Kohlenhydratstoffwechsel darstellen. So können inaktivierende Mutationen in diesem Enzym zu einem Subtyp des „maturaty-onset diabetes of the young“, dem MODY2 führen. Treten diese Mutationen sogar homozygot oder kombiniert heterozygot auf, spricht man vom „permanent neonatal diabetes mellitus“ (PNDM) mit schwerwiegenderem Verlauf (Gloyn et al., 2004). Im Gegensatz dazu können Mutationen, die eine Aktivitätssteigerung des Enzyms bewirken, persistierende hyperinsulinämische Hypoglykämien (PHHI) hervorrufen. Vor dieser Arbeit waren insgesamt fünf verschiedene aktivierende Mutationen der GCK bekannt. Während der Erstellung dieser Arbeit ist eine weitere Mutation hinzugekommen, so dass man nun in der Literatur einschließlich dieser Arbeit sieben verschiedene aktivierende Mutationen des Glucokinase-Gens kennt. Zusätzlich konnten zwei Mutationen unabhängig voneinander in je zwei verschiedenen Familien nachgewiesen werden (Glaser et al., 1998, Christesen et al., 2002, Gloyn et al., 2003, Cuesta-Munoz et al., 2004, Dullaart et al., 2004, Wabitsch et al., 2007, Christesen et al., 2008).

Sowohl zu aktivierenden also auch zu inaktivierenden Mutationen sind bereits Tiermodelle entwickelt worden, um die Auswirkungen auf den Blutglukose-Spiegel und den gesamten Stoffwechsel genauer untersuchen zu können (Kim et al., 2005). Des Weiteren sind mathematische Modelle entwickelt worden, um die durch die Aktivitätsänderung bedingte Verschiebung des Schwellenwertes für die Glukose-induzierte Insulin-Sekretion zu berechnen. Bei einer aktivierenden Mutation ist dieser Wert nach unten verschoben, wohin gegen eine inaktivierende Mutation zu einer Erhöhung des Schwellenwertes führt (Gloyn et al., 2004) und somit die veränderten Insulinspiegel erklärt.

Neben all diesen Modellen ist es aber wichtig, die Fallberichte der betroffenen Patienten selbst mit ihrer Klinik, den Symptomen und dem Krankheitsverlauf genau zu studieren, um daraus dann auch geeignete Diagnose- und Therapiemöglichkeiten für diese Patienten ableiten zu können.

1.3. Aufgabenstellung

Daher bestand die Aufgabe dieser Arbeit darin, eine neue aktivierende Mutation im Glucokinase-Gen zu beschreiben. Dabei lag der Schwerpunkt vor allem in der Phänotypisierung der betroffenen Familienmitglieder. Erstmalig bestand die Möglichkeit ein größeres Kollektiv, genauer gesagt acht von derselben Mutation betroffene Personen hinsichtlich ihres Phänotyps zu untersuchen und die Ergebnisse mit dem Phänotyp anderer bereits in der Literatur beschriebenen aktivierender GCK-Mutationen zu vergleichen.

2. Material und Methoden

In dieser Arbeit wurde eine Familie mit einer aktivierenden Mutation G68V im Glucokinase-Gen untersucht. Um nähere Einblicke in den Phänotyp dieser genetischen Veränderung zu bekommen wurden zahlreiche Daten erhoben und Tests durchgeführt. Neben der ausführlichen Aufarbeitung der Krankengeschichte, Symptomatik, Diagnostik und Therapie der Indexpatientin, einem mittlerweile elf Jahre alten Mädchen, wurden auch die anderen von der Mutation betroffenen Familienmitglieder hinsichtlich charakteristischer Auffälligkeiten die mit der Mutation zusammen hängen könnten untersucht. Nach der GCK-Sequenzierung und Mutationsanalyse wurde dazu von allen Betroffenen ein Erhebungsbogen erstellt, der die entsprechenden Symptome abfragt. Des Weiteren wurden zahlreiche Laborparameter bei den Familienmitgliedern bestimmt und sowohl ein oraler Glukose-Toleranz-Test (oGTT), als auch ein Glukagontest und ein Fastentest bei den Probanden durchgeführt. Um eventuelle Veränderungen im Ernährungsverhalten zu erfassen, wurde ein dreitägiges Ernährungsprotokoll bei den Familienmitgliedern erhoben.
Im Folgenden ist die Krankengeschichte der Indexpatientin bis zum Zeitpunkt der Diagnosestellung aufgearbeitet und die Durchführung der Tests beschrieben.

2.1. Fallbericht der Indexpatientin bis zum Zeitpunkt der Diagnosestellung

2.1.1. Chronologische Krankengeschichte

Der folgende Abschnitt ist rekonstruiert aus allen zugänglichen Arztbriefen, Pflegeberichten, Labordatenblättern, Konsilscheinen, etc. der Universitätskliniken Heidelberg und Ulm. Die Patientin wurde in Ulm geboren und im ersten Lebensjahr auch in Ulm betreut. Mit etwa eineinhalb Jahren (ab Mai 1999) fand die Behandlung und Diagnostik dann in der Universitätsklinik Heidelberg statt. Im Alter von fast sieben Jahren übernahm die Universitätskinderklinik Ulm wieder die Betreuung der Patientin.

Das Mädchen wurde als 5. Kind von nicht blutsverwandten Eltern termingerecht aus Hinterhauptslage mit einem Geburtsgewicht von 3480 g, einer Größe von 51 cm und einem Kopfumfang von 36,5 cm am 29.12.1997 geboren. Aufgrund eines Amnioninfektsyndroms musste das Kind postnatal intensivmedizinisch versorgt werden. Die Schwangerschaft war

durch früh eintretende Wehen (5.-15. SSW), die medikamentös behandelt werden mussten, und eine starke Kindsunruhe erschwert.
Die Mutter hatte vor der Geburt des Mädchens zwei Aborte. Ein weiterer Sohn der Familie verstarb an einem plötzlichen Kindstod im Alter von vier Monaten. Deshalb wurde das Mädchen zuhause mit einem Atem-Monitor überwacht. Der Monitor gab bis zu 20 Mal am Tag Alarm und war Anhaltspunkt für extensive diagnostische Untersuchungen, die im Juni 1998 erfolgten: Neben Elektroenzephalogramm (EEG), Sonographie des Schädels, Elektrokardiogramm (EKG) und Echokardiogramm wurden auch Blutwerte für Laktat, Ammoniak, Pyruvat, Schilddrüsenwerten und Plasma-Aminosäuren abgenommen. Außerdem wurde ein Blutzucker-Tagesprofil erstellt. Die Mutter berichtete zudem, dass ihre Tochter oft kaltschweißig sei, gelegentlich zittere und extrem schreie. Alle durchgeführten Untersuchungen einschließlich des Blutzucker-Tagesprofils waren damals als normal befundet worden. Aufgrund vermuteter Sensing-Defekte des Atem-Monitors erfolgte fortan eine Überwachung mit einem EKG-Monitor.

Im Mai 1999 wurde das Mädchen zur Abklärung einer ketotischen Hypoglykämie stationär aufgenommen, da die Mutter von zuhause gemessenen Blutzuckerspiegelwerten von bis zu 1,7 mmol/l (30 mg/dl), manchmal aber auch 16,7 mmol/l (300 mg/dl) berichtete. Gerade in hypoglykämischen Phasen verweigere das Mädchen auch Nahrung und Flüssigkeit, so die Mutter. Eine fruktosearme Diät zeigte keine Wirkung. Hypoglykämische Blutzuckerwerte und starke Blutzuckerschwankungen bestätigten sich stationär. Der Insulinspiegel im Serum lag damals bei 11,1 pmol/l (1,6 mU/l) und war somit normal niedrig. Ein oraler Glukosetoleranztest zeigte einen Abfall der Blutzuckerwerte nach zwei Stunden auf 2,5 mmol/l (45 mg/dl). Bei einem Ketoseprovokationstest nach einer nächtlichen Fastenperiode fiel der Blutzucker im Verlauf auf bis zu 1,6 mmol/l (29 mg/dl) ab. Der Urinstick war zweifach positiv für Ketone. Eine Nebennierenrinden-Funktionsstörung konnte aufgrund normaler Hormonanalysen ausgeschlossen werden.

Von Juli bis September desselben Jahres wurde die Patientin dreimal zur weiteren Abklärung der unklaren Hypogkykämien stationär aufgenommen. Der internistische Untersuchungsbefund war jeweils unauffällig. Es wurden zwei Fastentests durchgeführt. Nach etwa 15 Stunden Fasten fiel der Blutzucker auf 2,0 mmol/l (36 mg/dl), bzw. 1,6 mmol/l (29 mg/dl). Die Insulinspiegel lagen am Ende des Tests bei 69,4 pmol/l (10 mU/l) bzw. 45,1 pmol/l (6,5 mU/l). Ein adäquater Cortisolanstieg von 7,8 µg/dl auf

22 µg/dl und von 3,5 µg/dl auf 23 µg/dl konnte gemessen werden. Die freien Fettsäuren waren dabei auf 2,8 mmol/l und 2,26 mmol/l angestiegen, beta-Hydroxybutyrat stieg nur mäßig an. Da auch die Acylcarnitine leicht erhöht waren, folgte eine weitere Untersuchung zum Ausschluss eines beta-Oxidase-Defektes mittels einer enzymatischen Untersuchung der beta-Oxidation in Hautfibroblasten. Es zeigten sich Normalbefunde, eine milde Form konnte jedoch nicht komplett ausgeschlossen werden. Wegen eines fehlenden Wachstumshormonanstiegs im zweiten Fastentest wurde zusätzlich ein Arginin-Test zur Provokation der Wachstumshormonsekretion durchgeführt. Ein Wachstumshormon-Mangel konnte man durch diesen Test ausschließen. Der Anstieg von Cortisol und ACTH nach Fasten war adäquat. Als einzig pathologischer Befund zeigte sich eine nicht komplette Suppression des Insulins in der Hypoglykämie: Bei einem Blutzuckerspiegel von 1,6 mmol/l (29 mg/dl), wurde ein Insulinwert von über 41,6 pmol/l (6 mU/ml) gemessen.

Im November 1999 wurde die Patientin deswegen erneut stationär aufgenommen. Ein Therapieversuch der hyperinsulinämischen Hypoglykämie mit Proglicem (Diazoxid) wurde gestartet und ein Leucin-Belastungstest zur Abklärung eines leucin-induzierten Hyperinsulinismus wurde durchgeführt. Dieser erfolgte mit 150 mg Leucin pro kg Körpergewicht, allerdings unter Proglicem-Therapie und daher nur bedingt aussagekräftig. Es kam nicht zu einem Anstieg des Ammoniaks und auch nicht zu einem Abfall des Blutzuckers, so dass eine leucin-abhängige Form des Hyperinsulinismus eher unwahrscheinlich erschien.

Im Rahmen eines ebenfalls durchgeführten oGTTs konnte ein Laktatabfall beobachtet werden. Die Messdaten dazu finden sich in Tabelle 3. Aufgrund des Laktatabfalls und des nur geringen Blutzuckeranstiegs wurde ferner eine Glycogenose Typ 0 (Glycogensynthase-Mangel) ausgeschlossen.

Unter einer Proglicem-Dosis von 15 mg/kg Körpergewicht (KG) (insgesamt 180 mg/d bei 12 kg KG) waren die Blutzuckerwerte stabil. Da es aber Probleme mit der Einnahme dieses Medikaments gab, musste die Patientin auf Octreotid (Somatostatin) subcutan (s.c.) umgestellt werden. Sie erhielt insgesamt eine Dosis von 25 µg/kg KG.

Nachdem die Blutzuckerspiegel darunter zunächst stabil waren, musste die Patientin im Juli 2000 wieder stationär aufgenommen werden, da erneut Blutzuckerspiegel von

1,9 mmol/l (35 mg/dl) gemessen wurden und extreme Blutzuckerschwankungen auftraten. Es wurde ein weiterer Fastentest durchgeführt, der ebenfalls nach 15 Stunden zu einem Blutzucker von 2,0 mmol/l (36 mg/dl) führte. Anschließend wurde ein Glukagontest durchgeführt, der den Blutzucker auf 3,8 mmol/l (69 mg/dl) anstiegen ließ, nach 90 min kam es jedoch zu einer reaktiven Hypoglykämie mit einem Blutzucker von 1,4 mmol/l (26 mg/dl). Eine stationär über zwei Tage durchgeführte Blutzucker- und Insulin-Tagesprofil-Messung unter Octreotid s.c. 4 x 60 µg/d ergab Insulinwerte von mindestens 145,7 pmol/l (21 mU/l) bei einem Blutzucker von 2,6 mmol/l (46 mg/dl) und Insulin von 562,1 pmol/l (81 mU/l) bei einem Blutzucker von 4,7 mmol/l (85 mg/dl). Eine nuklearmedizinische Untersuchung zeigte keine Mehranreicherung von Octreotid im Pankreas. Zur nochmaligen Abklärung eines beta-Oxidationsdefektes wurde zusätzlich ein oraler Ölbelastungstest mit 1,5 g Sonnenblumenöl/kg Körpergewicht durchgeführt. Dieser führte zu einem regelgerechten Anstieg der freien Fettsäuren und Ketonkörper, was die Diagnose eines Hyperinsulinismus weiter verschärfte.

Aufgrund der schwierigen Ernährungssituation, immer wieder zuhause gemessenen hypoglykämischen Blutzuckerwerten und einer noch nicht geklärter Ursache für die vermehrte Insulinsekretion erfolgte schließlich am 22.11.2000 die Anlage einer perkutanen endoskopischen Gastrostomie (PEG)-Sonde. Damit wurde die Patientin nachts, von 20 Uhr bis 9 Uhr des nächsten Tages, mit Bioni Multifibre (60 ml/h = 8 mg Glukose/kg KG/min) ernährt. Ziel war eine kontinuierlich Kohlenhydrat-Zufuhr und dadurch eine Vermeidung hypoglykämischer Phasen in der Nacht. Tagsüber gab die Mutter 100 ml Bioni Multifibre bei Blutzuckerwerten unter 3,3 mmol/l (60 mg/dl), ansonsten konnte sich die Patientin normal ernähren. Ein Ernährungsplan wurde der Mutter mitgegeben. Zusätzlich erfolgte eine medikamentöse Therapie mit Proglicem 50-50-50-25 mg/d. Da die Mutter schon bei Werten von 3,3 mmol/l (60 mg/dl) verunsichert war, wurde zusätzlich versucht, den Blutzucker mit dem ACE-Hemmer Nifical weiter anzuheben. Dies gelang jedoch nicht, so dass das Medikament wieder abgesetzt wurde.

Eine Woche später musste das Mädchen aufgrund einer Infektion der PEG-Eintrittsstelle erneut ins Krankenhaus. Es stellte sich ebenfalls heraus, dass die Ernährung über die Sonde nicht sachgemäß durchgeführt wurde. Die Eintrittsstelle wurde gereinigt und die Mutter wurde nochmals hinsichtlich der Ernährung ihrer Tochter beraten. Immer wieder traten Infektionen und möglicherweise allergische Reaktionen auf das PEG-Material auf.

Im Juni und Juli 2001 wurde die Patientin wieder stationär aufgenommen. Es wurden nochmals zwei orale Glukose-Toleranz-Tests durchgeführt und versucht, das Mädchen mit Sondennahrung und medikamentöser Therapie wieder stabil einzustellen. Beim oGTT kam es zu einer hyperinsulinämischen Reaktion auf Glukosegabe nach 30 min mit einer resultierenden Hypoglykämie am Ende des Tests. Die genauen Werte finden sich in Tabelle 3. Ferner zeigten sich bei ihr nun auch Nebenwirkungen der Proglicem-Therapie: Aufgrund einer vermehrten Wassereinlagerung unter Proglicem wurde eine Therapie mit Esidrix 3 x 12,5 mg angesetzt, die zur Besserung der Symptome führte. Da die Patientin auch erniedrigte Kaliumwerte zeigte, wurde Kalinor Brause empfohlen. Außerdem war eine Hypertrichose als Nebenwirkung der Diazoxid-Therapie deutlich zu sehen. Was die Ernährung angeht, so wurde empfohlen, nun von 8 Uhr bis 20 Uhr alle 2 Stunden 90 g Bioni plus Pfrimmer Nutritia und 10 g Maisstärke über die Sonde zu geben und nachts von 21 Uhr bis 7 Uhr 600 Frebini Fresenius und 40 g Maltodextrin. Mit dieser Empfehlung und mit Proglicem 50-25-50 mg/d, Esidrix 3 x 12,5 mg/d und Kalinor Brause 3 x ½ Tablette für zwei Tage wurde die Patientin entlassen.

Im Dezember 2001 musste die Patientin wegen nächtlicher Obstruktion der Atemwege stationär behandelt werden. Nach HNO-Konsil wurde erfolgreich eine Tonsillektomie durchgeführt, eine Tracheoskopie war unauffällig. Weil die Eltern zuhause auf dem Home-Monitor ausserdem Tachy- und Bradykardien beobachteten wurden zusätzlich ein EKG und eine Echokardiographie durchgeführt. Beide waren unauffällig.
Mittlerweile hatte sich die Mutter um einen Tornister (Rucksack-Sondierungsgerät) bemüht, mit dem auch tagsüber eine mehr oder weniger kontinuierliche Kohlenhydratzufuhr erfolgte. Darunter waren die Blutzuckerwerte stabil und über 2,8 mmol/l (50 mg/dl). Bei Beendigung der kontinuierlichen Zufuhr fielen diese auf bis zu 2,2 mmol/l (40 mg/dl) ab, weshalb man den Tornister, trotz der starken Beeinträchtigung des Mädchens zunächst so belassen hat, um später nochmals zu versuchen, den Blutzucker auch mit Bolusgaben von Nahrung stabil einzustellen. Diazoxid und Esidrix erhielt sie weiterhin in derselben Dosierung wie zuvor.

Nachdem die Blutzuckerwerte weder unter Diazoxid noch unter Somatostatin längerfristig stabil waren und diese auch durch die Sonden-/Nahrung nur mäßig gut kontrolliert werden konnten, wurde schließlich im August 2002 für das Mädchen, das mittlerweile viereinhalb Jahre alt war, eine häusliche Krankenpflege zur Intensivbetreuung verordnet mit der Aufgabe, Vitalzeichen und stündlich den Blutzucker-Spiegel zu kontrollieren, auf Hypoglykämie-Zeichen zu achten, die parenterale Ernährung inklusive der Flüssigkeitsbilanzierung sicher zu stellen und die Medikamente zu verabreichen. Diese Verordnung war im Besonderen auch Konsequenz eines hypoglykämischen Krampfanfalls Anfang August, zu dem es trotz hochdosierter Somatostatin-Therapie mit 20 µg/kg KG/d kam. Dabei verspürte die Patientin Übelkeit und sackte in sich zusammen. Der Blutzucker lag bei 2,6 mmol/l (46 mg/dl). Die Mutter sondierte ihr daraufhin 50 ml Glukose 20%ig sowie 60 ml Alfare. Das Mädchen hatte ein blasses Mund-Nasen-Dreieck, war für 3 min nicht ansprechbar, zitterte und war kaltschweißig. Der Puls war unregelmäßig und schlecht tastbar. Im weiteren Verlauf lag der Blutzucker bei über 5,0 mmol/l (90 mg/dl), der hinzugerufene Notarzt brachte sie ins Krankenhaus. Dort war sie jedoch wieder ansprechbar und scheinbar gesund und konnte deshalb nach der Untersuchung entlassen werden.

Seit April 2002 kamen bei der Patientin zusätzlich rezidivierende nächtliche Bauchschmerzen mit blutigen Stühlen unklarer Ursache hinzu. Zu den Schleim- und Blutauflagerungen kam es wohl vor allem nach eiweißreicher Kost. Es wurde eine Gastroskopie und eine Koloskopie durchgeführt. Bei der Koloskopie fand sich jedoch lediglich histologisch eine leichte lymphatische Hyperplasie.

Mit folgender Medikation und Ernährung konnten trotz der lymphogranulomatösen Veränderungen im Darm stabile Blutzuckerwerte von über 3,3 mmol/l (60 mg/dl) erreicht werden: Somatostatin: 6 Uhr: 100 µg, 10 Uhr: 150 µg, 14 Uhr: 150 µg, 18 Uhr: 50 µg, 24 Uhr: 50 µg, Ernährung: nachts: 150 g Maltodextrin in 750 ml Wasser, tagsüber: 80 ml Neocate advance mit 15 g Maltodextrin pro Stunde bei Dauersondierung, und zusätzlich 6 g Mondamin pro Stunde bei intermittierender Sondierung.

Aufgrund der Colitis wurde eine orale Therapie mit 3 x 15 mg Decortin pro Tag begonnen, unter der man sich wegen der kontrainsulinären Effekte des Decortins auch eine Stabilisierung der Blutzuckerwerte erhoffte, die aber leider nicht eintrat. Jedoch entwickelte das Mädchen darunter einen ausgeprägten cushinoiden Habitus mit Vollmondgesicht und Stammfettsucht. Das Decortin wurde daraufhin wieder abgesetzt.

Im Januar 2003 wurde die Patientin wegen ausgeprägter Hämorrhoiden stationär behandelt und im März 2003 zur weiteren Diagnostik des Hyperinsulinismus aufgenommen. Damals berichtete die Mutter über einen weiteren Krampfanfall, bei der ihre Tochter zunächst Schmerzen im Epigastrikum mit Übelkeit gehabt habe, dann sei sie kollabiert und habe im Liegen den Krampfanfall mit Tonusverlust und pendelnden Augenbewegungen von wenigen Minuten Dauer erlitten. Danach sei sie schwach und müde gewesen. Die Mutter berichtete auch wieder über Blutzuckerabfälle unter 1,7 mmol/l (30 mg/dl), woraufhin nochmals ein Leucin-Belastungstest und ein Aminosäure-Belastungstest bei der Patientin durchgeführt wurde. Der Aminosäure-Belastungstest (20 g PAM3 und 600 mg Phenylalanin in 200 ml Wasser über die PEG) musste wegen einer Hypoglykämie abgebrochen werden. Der Leucin-Belastungstest mit 4 g Leuzin über die PEG und gleichzeitiger kontinuierlicher Glukosezufuhr (0,25 g/kg KG/h) führte nicht zu einem Anstieg der Insulinwerte, so dass auch diesmal kein Hinweis für eine leucininduzierte Hypoglykämie zu finden war.

Unter der Somatostatin-Therapie hatten sich bei der Patientin Gallensteine gebildet, die dann im Juli 2003 operativ entfernt wurden. Im Rahmen der Cholezystektomie wurde eine Pankreasbiopsie zum Ausschluss einer Nesidioblastose durchgeführt. Im gleichen Eingriff erfolgten eine Nebenmilzexstirpation und eine Biopsieentnahme vom rechten und linken Leberlappen. Beide Leberexcisate waren unauffällig. Die pathologische Begutachtung des Pankreasgewebes erfolgte durch zwei von einander unabhängigen Pathologen. Beide fanden eine vermehrte Anzahl disseminiert im Parenchym liegender insulin-positiver Zellen im Pankreasgewebe, aber keine Hypertrophie oder Hyperplasie der B-Zellen, was gegen eine Nesidioblastose sprach.

Wegen der immer noch nicht zufrieden stellenden Blutzuckereinstellung wurden im September 2003 zusätzlich eine Duodenalsonde und eine neue PEG gelegt. Mit Hilfe des duodenalen Schenkels, über den fortan vor allem nachts die Ernährung erfolgen sollte (tagsüber dagegen weiterhin über den gastralen Schenkel), erhoffte man sich geringere Blutzuckerschwankungen in der Nacht.

Bei der Aufnahme im September berichtete die Mutter, dass ihre Tochter vor einer Woche ohne ersichtlichen Grund vom Fahrrad gefallen sei. Sie sei danach ansprechbar gewesen und klagte über Übelkeit. Der Blutzucker lag bei 2,4 mmol/l (44 mg/dl). Ansonsten besuche sie in ständiger Anwesenheit einer Krankenschwester jetzt den Kindergarten. Die

Patientin hatte mittlerweile aufgrund ihrer Ernährung und der zusätzlichen Nahrungszufuhr über die Sonde einen adipösen Ernährungszustand (> 97. P) erreicht.

Im Dezember 2003 wurde das extrem aufwändige und teure Betreuungskonzept des Mädchens auf seine Notwendigkeit hin überdacht. Die stationär gemessenen Blutzuckerwerte lagen nur selten unter 2,8 mmol/l (50 mg/dl), wohingegen es aber zuhause immer wieder zu starken Blutzuckerschwankungen kam. Da diese Unterzuckerungszustände unvorhersehbar auftraten, nicht nur nach Fasten und körperlicher Belastung, sondern teilweise auch nach Nahrungsaufnahme und man bei der Patientin bis dato noch keine genaue Ursache für die vermehrte Insulinsekretion gefunden hatte, entschied man sich für eine Weiterführung dieses Betreuungskonzept.
Im Verlauf wurde die Patientin ambulant weiter betreut. Im April 2004 hatte sie eine heftige Grippe, bei der die Blutzuckerspiegel sehr hoch waren. Nach der Infektion fielen sie unter 1,7 mmol/l (30 mg/dl), das Mädchen sei dann kaltschweißig, so die Mutter, zu einem Krampfanfall sei es aber nicht gekommen. Was das Essverhalten angeht, so hätte sie sich jetzt gebessert, auch die Schleimbeimengungen im Stuhl seien jetzt weniger.

Im Rahmen der bisherigen Diagnoseabklärung erfolgte auch eine intravasale Messung von Glukose und Insulin in den Arterien des Pankreas. Diese Untersuchung wurde in einer Spezialklinik in Paris durchgeführt und zeigte eine diffus erhöhte Insulinsekretion in den gemessenen Pankreasarterien (vgl. Tabelle 2), Glukose und C-Peptid wurden ebenfalls bestimmt. Weitere Messungen der Insulinwerte wurden in der Arteria mesenterica (77 pmol/l), Arteria splenica (56 pmol/l) und Arteria gastroduodenalis (21 pmol/l) durchgeführt.

Tabelle 2: Intravasale Messungen von Glukose, Insulin und C-Peptid in verschiedenen Arterien des Pankreas.

Glukose (mmol/l)	2.0	1.9	2.1	2.0	2.0	2.2
Insulin (pmol/l)	35	46.2	30.8	30.1	37.1	28
C-Peptid (µg/l)	0.28	0.45	0.2	0.2	0.3	0.2

Ab November 2004 wurde die Patientin dann von der Kinderklinik Ulm weiter betreut. Mittlerweile war sie fast sieben Jahre alt, hatte eine Größe von 128,7 cm (90-95. P) und ein Gewicht von 33,7 kg (> 97. P). Ihre stationär gemessenen Blutzuckerspiegel lagen zwischen 2,7-5,2 mmol/l (48-94 mg/dl) (Hemocue AB, Box 1204, Ängelholm, Schweden),

die zuhause gemessenen (trockenchemisch) bei 2,7-8,0 mmol/l (48-144 mg/dl). Insulin, C-Peptid und Proinsulin waren auffällig hoch.
Es erfolgte nochmals einer Reevaluation der häuslichen Betreuung, die weiterhin eine 16-Stunden Betreuung veranschlagte. Ferner wurde aufgrund des adipösen Ernährungszustandes des Mädchens ein Ernährungsprotokoll über drei Tage angesetzt, bei dem eine Energiezufuhr von 160% errechnet wurde. Die Flüssigkeitszufuhr war auffallend hoch. Eine vermehrte Zufuhr von Vollkornprodukten, Gemüse und Rohkost wurde empfohlen, um eventuell auch zur Stabilisierung der Blutzuckerspiegel beizutragen. An weiterer Diagnostik wurden ein EEG, eine Sonographie des Abdomens und ein Röntgenbild der linken Hand gemacht. Alle Untersuchungen ergaben einen unauffälligen, bzw. altersentsprechenden Befund. Erneut wurde auch ein oGTT bei der Patientin durchgeführt (siehe Tabelle 3).
Um eine Antwort für die bislang immer noch nicht erklärbaren rezidivierenden Unterzuckerungen der Patientin zu finden, wurde schließlich im April 2005 Blut zur DNA-Extraktion abgenommen, um so eine weitere molekulargenetische Diagnostik durchführen zu können. Die Mutationssuche in Kandidatengenen ergab schließlich eine aktivierende Mutation im Glucokinase-Gen G68V. Diese Mutation stellt die weltweit sechste aktivierende Mutation in diesem Enzym dar, die bisher in der Literatur beschrieben wurde. Wie in der Einleitung erwähnt und in Abbildung 1 dargestellt, kann diese zu einer vermehrten Insulinsekretion führen.
Somit konnte dieser Befund nach jahrelanger Ursachenforschung eine Erklärung für die rezidivierenden Hypoglykämien der Patientin geben und endlich eine Diagnose gestellt werden.

2.1.2. Zusammenfassung der klinischen Symptome im Verlauf

Im Folgenden werden die aufgetretenen Symptome der Patientin aus Kapitel 2.1.1. noch einmal stichpunktartig zusammengefasst:

- intrauterin:
    - starke Kindsunruhe
- Säuglingsalter:
    - Atemmonitoralarme (eventuelle Atemregulationsstörungen)
    - Bradykardien
    - Kaltschweißigkeit

    - Zittern
    - Extremes Schreien
- allgemein:
    - starke Blutzuckerschwankungen: 1,7 mmol/l (30 mg/dl) bis 16,7 mmol/l (300 mg/dl), erhöhte Werte unter Diazoxid- und Somatostatin-Therapie
    - Übelkeit
    - schwierige Ernährungssituation mit Ekel vor der Nahrungsaufnahme → 22.11.2000: Anlage einer PEG
    - Bradykardien und Tachykardien auf dem Home-Monitor
- Krampfanfälle:
    - drei Krampfanfälle, die genauer dokumentiert sind:
      1.) August 2002 (4 8/12 Jahre): Blutzucker: 2,6 mmol/l (46 mg/dl), Übelkeit, Kollaps (3 min nicht ansprechbar), blasses Mund-Nasen-Dreieck, Zittern, Kaltschweißigkeit, Pulsunregelmäßigkeiten; trotz hochdosierter SomatostatinTherapie (20 µg/kg KG/d) und Sondennahrung → Anordnung einer häuslichen Krankenpflege
      2.) März 2003 (5 3/12 Jahre): Übelkeit, Schmerzen im Epigastrikum, Kollaps, im Liegen Krampfanfall mit Tonusverlust und pendelnden Augenbewegungen, danach Schwäche und Müdigkeit, berichtete BZ-Werte: unter 1,7 mmol/l (30 mg/dl)
      3.) September 2003 (5 9/12 Jahre): Blutzucker: 2,4 mmol/l (44 mg/dl), vom Fahrrad gefallen, Übelkeit
    - weitere Krampfanfälle zuhause im Dezember 2003 werden von der Mutter berichtet
- weitere Beschwerden:
    - Dezember 2001: nächtliche Obstruktion der Atemwege → Tonsillektomie
    - April 2002: rezidivierende nächtliche Bauchschmerzen mit Schleim- und Blutauflagerungen im Stuhl (Behandlung der Colitis mit Decortin)
    - Januar 2003: Hämorrhoiden
    - Juli 2003: Gallensteine (unter Somatostatin)→ Cholezystektomie
    - September 2003: Adipositas (> 97. P) → Nov. 2004: Ernährungsprotokoll: Energiezufuhr 160% (inklusive der Sondennahrung)

2.1.3. Zusammenfassung der Ergebnisse der diagnostischen Untersuchungen

Der folgende Abschnitt fasst die durchgeführten diagnostischen Maßnahmen zusammen und soll einen Überblick über die ausgeschlossenen Krankheitsbilder geben:

Juni 1998 (5/12 Jahre): ungeklärte Atemmonitoralarme:
EEG, EKG, Echokardiogramm, Sonographie des Schädels, Blutzuckertagesprofil, Bestimmung von Laktat, Ammoniak, Pyruvat, Plasma-Aminosäuren, Schilddrüsenwerten
→ alles unauffällig

Mai 1999 (1 4/12 Jahre): Ausschluss einer ketotischen Hypoglykämie
hypoglykämische Blutzuckerwerte, starke Blutzuckerschwankungen, Insulinspiegel: 11,1 pmol/l (1,6 mU/l)
oGTT: BZ-Abfall nach zwei Stunden auf 2,5 mmol/l (45 mg/dl)
Ketoseprovokationstest nach nächtlicher Fastenperiode: BZ bis 1,6 mmol/l (29 mg/dl), Urinsticks zweifach positiv auf Ketone
Ausschluss einer Nebennierenrinden-Funktionsstörung

Juli bis September 1999 (etwa 1 ½ Jahre): Abklärung der Hypoglykämie
unauffälliger internistischer Untersuchungsbefund
zwei Fastentests: nach 15 h Fasten: Blutzuckerwerte von 2,0 mmol/l (36 mg/dl) bzw. 1,6 mmol/l (29 mg/dl), Insulinspiegel bei 69,4 pmol/l (10 mU/l) bzw. 45,1 pmol/l (6,5 mU/l), adäquater Cortisolanstieg → nicht komplette Suppression des Insulins in der Hypoglykämie
Ausschluss eines beta-Oxidase-Defekt
Arginin-Test: Ausschluss eines Wachstumshormonmangels

November 1999 (1 11/12 Jahre): Abklärung leucin-induzierter Hyperinsulinismus
Leucin-Belastungstest (allerdings unter Diazoxid-Therapie): 150 mg/KG Leucin → kein Blutzuckerabfall, kein Ammoniak-Anstieg
oGTT: Laktatabfall (Tabelle 3)
Ausschluss einer Glycogenose Typ 0 (Glycogensynthase-Mangel)

Juli 2000 (2 7/12 Jahre): Abklärung der Hypoglykämie
Fastentest: nach 15 h Fasten: Blutzuckerabfall von 2,0 mmol/l (36 mg/dl)
Glukagontest nach Fastentest: Blutzuckeranstieg auf 3,8 mmol/l (69 mg/dl), nach 90 min reaktive Hypoglykämie mit Blutzucker von 1,4 mmol/l (26 mg/dl) (siehe Anhang B.2)
Blutzucker- und Insulin-Tagesprofil-Messung über zwei Tage (unter Octreotid, s.c. 4x 60 µg/d): bei Glukose: 2,6 mmol/l (46 mg/dl): Insulin 145,7 pmol/l (21 mU/l), bei Glukose von 4,7 mmol/l (85 mg/dl): Insulin 562,1 pmol/l (81 mU/l)
Ölbelastungstest mit 1,5 g Sonnenblumenöl pro kg KG: unauffällig

Juni und Juli 2001 (3 6/12 Jahre):
zwei oGTTs: hyperinsulinämische Reaktion auf Glukosegabe nach 30 min und resultierender Abfall der Blutzuckerspiegel am Ende des Tests (vgl. Tabelle 3)

Dezember 2001 (4 Jahre): Tachy- und Bradykardien auf dem Home-Monitor
EKG und Echokardiographie: unauffällig

April 2002 (4 4/12 Jahre): bei Verdacht auf Colitis
Koloskopie: leichte lymphatische Hyperplasie

März 2003 (5 3/12 Jahre): Abklärung Hyperinsulinismus
Leucin-Belastungstest: 4 g Leucin über die PEG und unter kontinuierlicher Glukosezufuhr (0,25 g/kg KG/h): kein Anstieg von Insulin
Aminosäure-Belastungstest: Abbruch wegen Hypoglykämie

Juli 2003 (5 7/12 Jahre): im Rahmen einer Cholezystektomie
Pankreasteilresektion: Histologie: kein Hinweis auf Nesidioblastose
Leberbiopsien: unauffällig

Dezember 2003 (6 Jahre):
Blutzuckerwerte stationär nur selten unter 2,8 mmol/l (50 mg/dl)

Aufenthalt in Paris: intravasale Messung von Glukose und Insulin in Pankreasarterien
diffus erhöhte Insulinsekretion in den gemessenen Pankreasarterien (vgl. Tabelle 2)

November 2004 (6 11/12 Jahre):

Blutzuckerwerte stationär: 2,7-5,2 mmol/l (48.- 94 mg/dl), Insulin, C-Peptid und Proinsulin auffällig hoch

Ernährungsprotokoll über drei Tage: 160 % Energiezufuhr (inkl. der Sondennahrung)

EEG, Abdomen-Sonographie und Röntgenbild der linken Hand: unauffällig

oGTT: sieheTabelle 3

April 2005 (7 4/12 Jahre): Molekulargenetische Untersuchung:

→ Aktivierende Mutation im Glucokinase-Gen G68V

Tabelle 3: Ergebnisse der oralen Glukose-Toleranz-Tests der Indexpatientin: Konzentrationen der einzelnen Laborparameter zu den entsprechenden Zeitpunkten nach Glukosegabe, * Glukose im Arztbrief als Einheit µmol/l angegeben, sehr wahrscheinlich aber mg/dl, daraus umgerechnet in mmol/l.

Zeit	Parameter	0 min	30 min	60 min	90 min	120 min
Mai 1999	Glukose (mmol/l)					2,5
Nov 1999	Laktat (µmol/l)	1575	1381	426	590	541
	Pyruvat (µmol/l)	88	73	61	86	63
	Glukose (mg/dl)	53	55	99	82	63
	(mmol/l)*	2,9	3,1	5,5	4,6	3,5
Juni 2001	Glukose (mmol/l)	3,7	6,9	4,4	4,1	3,6
	Insulin (pmol/l)	95,1	812,0	226,9	167,9	139,5
Juli 2001	Glukose (mmol/l)	3,8	9,9	6,3	3,9	3,8
	Insulin (pmol/l)	72,2	177,7	151,3	145,7	102,0
Nov 2004	Glukose (mmol/l)	3,3	6,0	5,1	4,8	5,4
	C-Peptid (µg/l)	1.5	6.6	6.6	5.8	7.2
	Insulin (pmol/l)	29,1	320,0	156,8	240,8	297,0
	Proinsulin (µg/l)	6.9	10.1	11.4	18.8	17.4

2.1.4. Zusammenfassung der Laborbefunde für Glukose und Insulin

An auffälligen Laborbefunden zeigten sich einzig immer wieder niedrige Blutzuckerspiegel, wobei die zuhause gemessenen Blutzuckerspiegel oft niedriger waren, als die stationär gemessenen. Da die Messwerte für Glukose unter verschiedenen Randbedingungen aufgenommen wurden (unter Medikamenteneinnahme, z.B. Octreotid oder unter kontinuierlicher Kohlenhydratzufuhr mittels PEG, etc.) ist ein direkter Vergleich nicht möglich.

Neben den starken Blutzuckerschwankungen, fanden sich als weitere Auffälligkeit relativ hohe Insulinspiegel, so zum Beispiel im Juli 2000: Bei Blutzuckerwerten von 2,6 mmol/l (46 mg/dl), bzw. 4,7 mmol/l (85 mg/dl) lagen die Insulinwerte bei 145,7 pmol/l (21 mU/l) bzw. 562,1 pmol/l (81 mU/l).

2.2. *Stammbaum - Kurzbeschreibung weiterer untersuchter Familienmitglieder*

Nach der Diagnosestellung bei der Indexpatientin wurden auch die Familienangehörigen des Mädchens auf die aktivierende Mutation im GCK-Gen hin untersucht. Dabei konnten sieben weitere betroffene Familienmitglieder identifiziert werden. Folgender Stammbaum zeigt einen Überblick über die betroffenen und nicht betroffenen Familienmitglieder der Indexpatientin (Abbildung 2)

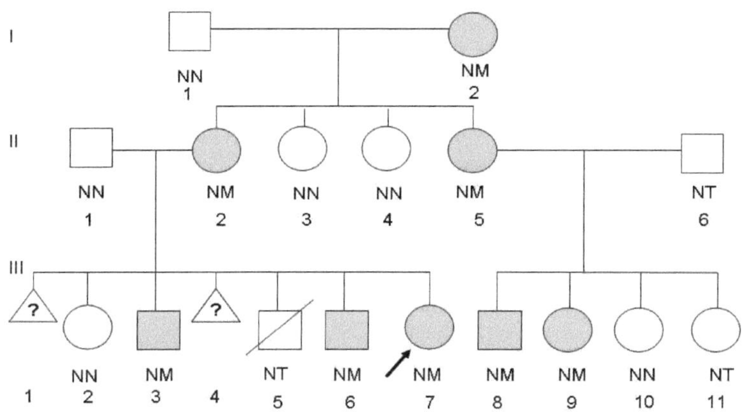

Abbildung 2: Stammbaum der Familie der Indexpatientin: Die Kästchen repräsentieren die männlichen, die Kreise die weiblichen Familienmitglieder. Die Dreiecke markieren zwei Aborte in der Familie, während das durchgestrichene Symbol ein bereits verstorbenes Familienmitglied symbolisiert. Die grau unterlegten Felder kennzeichnen die betroffenen Personen. Der Mutationsstatus für GCK G68V ist unter jedem Symbol vermerkt, wobei NN keine Mutation und NM eine heterozygote Mutation bedeutet, NT dagegen steht für nicht getestet. Familienmitglieder sind eindeutig identifizierbar mit ihrer Generation (römische Ziffer) und Nummer (arabische Ziffer), die Indexpatientin (Pfeil) ist III:7 (Wabitsch et al., 2007).

Der Pfeil zeigt auf die Indexpatientin (III:7, geb. 29.12.1997), ein mittlerweile elf Jahre altes Mädchen, das den auffälligsten Phänotyp in der Familie aufweist und deren

Vorgeschichte bis zum Zeitpunkt der Diagnosestellung in Kapitel 2.1. geschildert ist. Die anderen Personen mit der GCK G68V Mutation sind erst im Rahmen der Diagnoseabklärung des Mädchens auf diese Mutation hin untersucht worden. Neben zwei Brüdern (III:3, geb. 19.9.1987 und III:6, geb. 30.1.1991), sind auch die Mutter (II:2, geb. 4.7.1966) und die Großmutter mütterlicherseits (I:2, geb. 22.6.1941) betroffen. Ebenfalls Mutationsträger sind die Schwester der Mutter (II:5, geb. 12.11.1970), deren Sohn (III:8, geb. 10.9.1997) und eine der Töchter (III:9, geb. 14.5.1999).

Die Indexpatientin hat außerdem eine nicht betroffene ältere Schwester (III:2, geb. 13.11.1986) und die Mutter der Indexpatientin hatte zwei Aborte (III:1, 1984 und III:4, 1988) und einen Sohn (III:5, geb. 11.6.1989), der im Alter von vier Monaten am plötzlichen Kindstod verstarb. Der Vater (II:2, geb. 7.10.1964) der Indexpatientin ist nicht Mutationsträger, ebenso die beiden anderen Schwestern der Mutter (II:3 und II:4) und eine Tochter der betroffenen Schwester (III:10, geb. 3.4.1995). Auf die Mutation hin nicht getestet werden konnten der Mann der betroffenen Schwester (II:6) und eine der Töchter aus dieser Ehe (III:11, geb. 29.1.1993).

2.3. GCK-Sequenzierung und Mutationsanalysen

Alle im Folgenden beschriebenen Mutationsanalysen wurden im molekulargenetischen Labor der Universitätsklinik für Kinder- und Jugendmedizin Ulm von Frau Prof. Lahr durchgeführt.

Es wurde DNA aus peripheren Blut-Lymphozyten gewonnen und mit dem QlAamp Flexi Gene DNA Kit (Quiagen, Hilden, Deutschland) isoliert. Die Dichte der DNA wurde bestimmt und 0,6 µg DNA zur Amplifikation mittels PCR eingesetzt. Die PCR erfolgte mit Sequenz-spezifischen Primern von Exon 1-10, dem Leberpromotor für die hepatische GCK und dem endokrinen Promotor für die GCK in Pankreas, Gastrointestinaltrakt und Gehirn und lief über die Exon-Intron-Grenzen hinweg, um eventuelle Splice-Artefakte zu erkennen. Die Annealing-Temperatur betrug 63 °C, insgesamt wurden 35 Zyklen gefahren. Anschließend wurde das PCR-Produkt mit magnetischen Beats (Ampure^{TM}) aufgereinigt und mit dem CEQ Quick Start Kit sequenziert. Nach einer weiteren Aufreinigung mit Clean SEQ erfolgte die endgültige Sequenzierung mit dem automatischen Kapillarsequenzer CEQ 8800 Genanalysesystem (Beckman Coulter, Kleefeld, Deutschland).

Die Sequenzierung der Gene ABCC8 und KCNJ11 wurde wie in (Gloyn et al., 2006, Proks et al., 2006) beschrieben durchgeführt.
Die Genotypisierung des verstorbenen Kindes erfolgte durch Herrn PD Dr. Wiegand (Institut für Rechtsmedizin, Universitätsklinik Ulm). Hier wurde DNA-Material aus archiviertem und mit Formalin fixiertem Paraffin-Gewebe ebenfalls mit dem QIAamp Flexi Gene DNA kit (Quiagen, Hilden, Deutschland) isoliert. Die Sequenzierung erfolgte mit dem SNaPshot kit (Applied Biosystems, Darmstadt, Deutschland).
Die Gene ABCC8 und KCNJ11 für den ATP-abhängigen Kaliumkanal wurden von Anna L. Gloyn (Diabetes Research Laboratories, Oxford Centre for Diabetes, Endocrinology & Metabolism, University of Oxford, UK) sequenziert, wie in (Gloyn et al., 2006) beschrieben.

2.4. Biochemische Charakterisierung der G68V-Glucokinase

Auch die kinetischen Untersuchungen und Strukturanalysen wurden von Anna L. Gloyn in Oxford durchgeführt. Im Folgenden wird die Methode kurz zusammengefasst:
Um die kinetischen Eigenschaften der mutierten GCK untersuchen zu können, wurde sowohl das Wildtyp (WT)-Enzym, als auch die mutierte G68V-GCK als Fusionsprotein mit Glutathionyl-S-Transferase (GST) exprimiert (siehe dazu auch (Gloyn et al., 2003)). Die Proteinausbeute konnte mit der Ecoli-Zelllinie BCL2 optimiert werden. Mit dem 2100 Bioanalyser (Agilent Technologies, UK) wurde auf den Reinheitsgrad der Fusionsproteine geschlossen. Anhand der kinetischen Daten konnte dann mit Hilfe eines mathematischen Models die Schwelle für die Glukose induzierte Insulinsekretion berechnet werden (Gloyn et al., 2004).
Die Strukturanalyse der G68V-GCK basierte auf der Kristall-Struktur der WT-GCK (Kamata et al., 2004).

2.5. Durchführung der Datenerhebung zu den Hypoglykämie-Symptomen

Folgende Daten wurden anhand eines Erhebungsbogens (siehe Anhang A.1.) mit den Familienangehörigen der Indexpatientin im Gespräch abgefragt:

- Persönliche Daten: Name, Alter, Geschlecht, Geburtsdatum, Verwandtschaftsgrad zur Indexpatientin, aktuelle Größe und aktuelles Gewicht, Ausbildungsstand bzw. Beruf, psychologische Tests
- Begleiterkrankungen: insbesondere Diabetes, Hypertonie, Dyslipidämie, Schlaganfall, Gicht, Herzinfarkt, KHK
- Medikamente
- Geburtsdaten: Geburtsgewicht, -größe und –kopfumfang, SSW, APGAR, schlechtes Trinkverhalten an der Brust, allgemeine postnatale Auffälligkeiten
- Ernährungsverhalten: Häufigkeit der Mahlzeiten, Hyperphagie, Verhältnis „normales Essen zu Süßigkeiten"

Die folgenden Punkte wurden in der Abstufung: „gar nicht", „selten", „oft", „sehr oft" erfragt:

- Ernährungsverhalten: Verlangen nach Süßem, starkes Hungergefühl, nächtliches Essen, Mitführen von Essen, Übelkeit vor dem Essen
- Hypoglykämiesymptome:
    - körperliche: Schwitzen, Tachykardie, Bradykardie, Zittern, Müdigkeit, Krampfanfälle, Synkopen, Kopfschmerzen, Schlafstörungen
    - psychische: Angst, Unruhe, aggressives Verhalten

Bei Familienmitgliedern mit Schwangerschaften wurden folgende Punkte zum Verlauf der Schwangerschaft und der Geburt erfragt:

- Zahl der Schwangerschaften, Art der Geburt, Aborte, Kindstod
- Alkohol, Nikotin und Medikamente in der Schwangerschaft
- Schwangerschaftsbeschwerden: Hyperemesis, Gestationsdiabetes, Krampfanfälle, Heißhunger, Bluthochdruck, Proteinurie, Ödeme, vorzeitige Wehen, sonstige Probleme
- Bezogen auf das Kind: Kindsunruhe, intrauterine Wachstumsretardierung, Makrosomie, Infektionen (TORCH)

2.6. *Oraler Glukose-Toleranz-Test*

2.6.1. Ablauf des Tests

Der orale Glukose-Toleranz-Test (oGTT) wurde bei allen betroffenen Familienmitgliedern und teilweise auch bei den nicht betroffenen Familienmitgliedern durchgeführt. Die Patienten wurden aufgefordert, am Vortag ausreichend kohlenhydrathaltige Nahrung zu sich zu nehmen und ab 24.00 Uhr nichts mehr zu essen. Kaugummis und Rauchen waren ebenfalls verboten. Am Morgen des Untersuchungstages, nach mindestens acht Stunden Nahrungskarenz, wurde den Patienten über einen venösen Zugang Blut abgenommen (Zeitpunkt: 0 min). Darauf hin wurde den Personen 1,75 g/kg Körpergewicht (= 7 ml/kg), maximal 75 g Glukose (Dextro OGT®) gegeben. Nach 30 min, 60 min, 90 min und 120 min erfolgte jeweils eine weitere venöse Blutabnahme. Mit dem Hemocue (siehe Abschnitt 2.6.2.) wurde der Blutzucker zum Zeitpunkt 0 min und 120 min direkt aus dem kapillären Blut bestimmt. Ferner wurde zu allen Zeitpunkten Glukose, Cortisol, C-Peptid, Insulin und Proinsulin in der klinischen Chemie der Universitätsklinik Ulm mit den unten aufgeführten Bestimmungsmethoden gemessen.

2.6.2. Bestimmungsmethoden

Glukose wurde aus dem Hämolysat mit der Glukoseoxidase-Methode (Care Diagnostica, Voerde, Deutschland) gemessen.

Zu Beginn und Ende des oGTT wurden die Glukosewerte zusätzlich mit dem Hemocue AB, Box 1204 (Ängelholm, Schweden) bestimmt. Dazu wurde den Patienten mit Hilfe einer Mikroküvette kapilläres Blut aus der Fingerspitze entnommen. Die Küvette wurde anschließend in den dafür vorgesehenen Küvettenhalter gesteckt und der entsprechende Glukosewert von dem Gerät automatisch ermittelt und per Display angezeigt. Die Ermittlung der Glukose-Konzentration erfolgte hierbei nach dreifacher enzymatischer Umwandlung durch eine photometrische Messung des Endprodukts.

Alle weiteren Parameter wurden aus dem Serum bestimmt. Die Bestimmung von Cortisol, C-Peptid und Insulin erfolgte mit dem Elektrochemilumineszenz Immunoassay (ECLIA) Modular E 170 (Roche Diagnostics, Mannheim, Deutschland), während Proinsulin mit dem Enzymgekoppelten Immunadsorptionstest (engl: Enzyme Linked Immunosorbent Assay - ELISA) (IBL, Hamburg, Deutschland) bestimmt wurde. Die Sensitivität des ELISAs beträgt für das Proinsulin 0,5 pmol/l. Was die Spezifität angeht, so kommt es laut Hersteller zu keiner Kreuzreaktion mit Insulin und C-Peptid (Kreuzreaktion 0 %). Der

Messfehler wird vom Hersteller in Form des Variationskoeffizienten als < 7,4 % angegeben. Die Sensitivität des ECLIA beträgt für Insulin 0,2 mU/l, für C-Peptid 0,01 µg/l und für Cortisol 0,018 µg/dl. Die Variationskoeffizienten sind für Insulin < 4,9 %, für C-Peptid < 2,3 % und für Cortisol < 2,8 %.

2.7. *Fastentest und Glukagontest*

2.7.1. Ablauf der Tests

Zur weiteren Charakterisierung wurde ein Fastentest mit anschließendem Glukagontest bei den Familienmitgliedern durchgeführt. Dazu wurden die Personen aufgefordert am Vorabend ab 18.00 Uhr nüchtern zu bleiben und am darauf folgenden Tag in die Klinik einbestellt. In regelmäßigen Abständen wurden die Blutzuckerwerte kontrolliert und nach einer Fastenzeit von größer 12 h und bei Blutzuckerwerten von etwa 2,8 mmol/l (50 mg/dl) oder nach einer maximalen Fastenperiode von 17 Stunden wurde 1 mg (15 µg/kg) Glukagon (Glukagonhydrochlorid, gentechnisch aus Saccharomyces cerevisiae, novo nordisk) intravenös gespritzt. Zu diesem Abschlusszeitpunkt des Fastentests wurde bei allen Probanden Glukose, Insulin und C-Peptid bestimmt.
Für den Glukagontest wurde jeweils zu den Zeitpunkten 0, 15, 30, 45, 60, 75 und 90 min nach Glukagongabe kapilläres Blut entnommen und daraus mit dem Hemocue AB, Box 1204 (Ängelholm, Schweden) die Glukose-Konzentration bestimmt (vgl. Abschnitt 2.6.2.). Zur Bestimmung von Insulin, C-Peptid, Proinsulin und Cortisol wurde den Probanden venöses Blut entnommen.

2.7.2. Bestimmungsmethoden

Die Messung der verschiedenen Parameter erfolgte mit den bereits unter Abschnitt 2.6.2. angegebenen Bestimmungsmethoden.

2.8. *Ernährungsprotokoll*

Bei der gesamten Familie der Indexpatientin (betroffen: Indexpatientin, Mutter, zwei Brüder; nicht betroffen: Vater, Schwester) wurde ein Ernährungsprotokoll über drei Tage erhoben. An einem Wochenendtag und an zwei darauf folgenden Werktagen wurde die Familie aufgefordert, alle Lebensmittel, einschließlich der Getränke, die sie zu sich nehmen abzuwiegen und in eine dafür vorgesehene Tabelle (siehe Anhang A.2.)

einzutragen. Die Tabelle enthielt jeweils eine Spalte für Uhrzeit, Ort, Art des Lebensmittels, Gewicht des Lebensmittels und Gewicht des nicht verzehrten Restes und wurde der Familie zusammen mit einem Hinweisblatt zur Führung des Ernährungsprotokolls und einer Waage mitgegeben. Vor Beginn der Durchführung wurden die Personen zusätzlich persönlich angeleitet, wie das Ernährungsprotokoll zu führen ist. Es sollte darauf geachtet werden, dass alle Lebensmittel, sowie Getränke genau beschrieben werden, z.B. genaue Brotsorte, Typenzahl von Mehl, Fruchtgehalt der Säfte in Prozent oder Fettgehalt der Milch. Bei Speisen mit mehreren Zutaten wie Eintopf oder Kuchen sollten alle Zutaten, bzw. das Rezept angegeben werden und die Verpackungen von Fertigprodukten aufbewahrt werden. Die Essensreste sollten extra gewogen werden, z.B. Schale von Obst oder Knochen von Fleischprodukten. Bei Mahlzeiten außer Haus wurden die Personen angewiesen, die verzehrten Mengen in haushaltsüblichen Einheiten, z.B. Tasse, Löffel etc. anzugeben.

Die Auswertung der Ernährungsprotokolle erfolgte in Zusammenarbeit mit Fr. Chahda vom Forschungsinstitut für Kinderernährung in Dortmund (Standardauswertung Version 2.2).

3. Ergebnisse

Dieses Kapitel enthält zunächst die Fortsetzung des Fallberichts der Indexpatientin ab dem Zeitpunkt der Diagnosestellung. Darin sind der weitere Krankheitsverlauf, die Therapie und die Größen- und Gewichtsentwicklung der Patientin enthalten. Des Weiteren sind die Ergebnisse aus den Erhebungsbögen, die die klinischen Daten der Familienmitglieder erfassen, beschrieben. Zum besseren Verständnis folgt eine Kurzbeschreibung der Ergebnisse aus den Mutationsanalysen und der biochemischen Charakterisierung der G68V-Glucokinase einschließlich der strukturellen Darstellung des Enzyms, die die Lokalisation der aktivierenden Mutationen veranschaulicht. Im Anschluss daran werden die Ergebnisse aus den klinischen Tests, dem oralen Glukose-Toleranz-Test, dem Fastentest, dem Glukagontest und die Ergebnisse der Ernährungsprotokolle dargestellt.

3.1. Größen- und Gewichtsentwicklung und medikamentöse Therapie der Indexpatientin

Die in diesem Kapitel dargestellten Perzentilenkurven (Abbildung 3) zeigen die Größen- und Gewichtsentwicklung der Patientin und den Verlauf des Body-Mass-Indexes (BMI) in Abhängigkeit des Alters. In den Abbildungen ist auf der oberen x-Achse das Alter in Jahren angegeben, auf der unteren in Monaten. Eine schwarze gestrichelte senkrechte Linie markiert jeweils den Zeitpunkt der Diagnosestellung im April 2005, als das Mädchen sieben Jahre und vier Monate alt war. Die Abbildung 6 zeigt noch einmal im Detail den Verlauf des BMI ab dem Zeitpunkt der Diagnosestellung zusammen mit den entsprechenden Tagesdosierungen der Medikamente Proglicem und Somatostatin bezogen auf das Körpergewicht der Patientin.
Die Grunddaten für die Erstellung der Perzentilenkurven sind (Kromeyer-Hauschild et al., 2001) entnommen. Die Messdaten der Indexpatientin wurden entsprechend eingefügt und zur besseren Ablesbarkeit des Verlaufs mit Hilfslinien verbunden.

Der Abbildung 3 kann man entnehmen, dass die Körpergröße der Indexpatientin zunächst etwa entlang der 50. Perzentile, später dann für kurze Zeit entlang der 90. Perzentile verlief. Aktuell befindet sich die Patientin mit ihrer Größe zwischen der 50. und 90. Perzentile und damit etwas über dem Altersdurchschnitt.

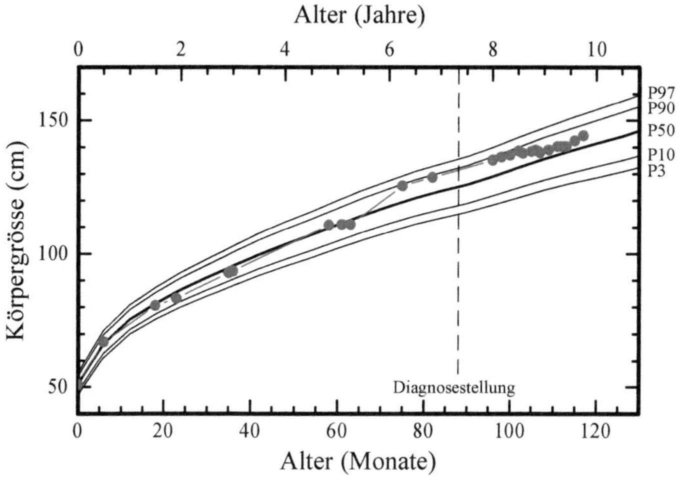

Abbildung 3: Körpergröße der Indexpatientin in Abhängigkeit des Alters. Perzentilenkurven sind mit „P" markiert. Zur besseren Ablesbarkeit des Verlaufs wurden die Messdaten mit Hilfslinien verbunden.

Betrachtet man die Abbildung 4, so kann man erkennen, dass die Gewichtsentwicklung der Indexpatientin bis zu einem Alter von etwa drei Jahren entlang der 50. Perzentile verlief und somit zur Entwicklung der Körpergröße passte. Die nächsten verfügbaren Daten zu Körpergröße und Gewicht gibt es erst wieder im Alter von fünf Jahren, bei dem das Mädchen dann mit ihrem Gewicht schon über der 90. Perzentile lag. In der Zeit danach nahm sie zunächst weiter deutlich an Gewicht zu und überstieg sogar die 97. Perzentile. Erst später, zum Zeitpunkt der Diagnosestellung und mit einem Alter von etwa sieben Jahren sank das Gewicht wieder unter die 90. Perzentilenkurve.

Folgende Zusatzinformationen und Überlegungen sollen dazu dienen, den dokumentierten Gewichtsverlauf zu erklären. Zunächst stellt sich die Frage, wie die starke Gewichtszunahme ab dem Alter von drei Jahren zu begründen ist. Bereits im Alter von zwei Jahren erfolgte die Anlage einer PEG-Sonde, darunter war das Gewicht jedoch noch ein Jahr stabil, so dass sich die Gewichtszunahme zwischen dem 3. und 5. Lebensjahr nicht allein über die zusätzliche Sondennahrung erklären lässt. Eine weitere Ursache für die Gewichtszunahme könnte die Gabe von Cortison (3 x 15mg Decortin/d) sein, das die Patientin im April 2002, d.h. im Alter von viereinviertel Jahren, aufgrund einer Colitis für eine gewisse Zeit erhielt. Unter der Medikation entwickelte sie einen cushinoiden Habitus, so dass man das Medikament rasch wieder absetzte. Das hohe Gewicht hielt jedoch weit über die Therapie mit Cortison hinweg an, so dass auch dies nicht als alleinige Ursache für die Gewichtszunahme angesehen werden darf. Auch mit einem verstärkten Längenwachstum ist die Gewichtszunahme nicht zu erklären, siehe dazu den Verlauf des BMIs (Abbildung 5). Im November 2004 als das Mädchen fast sieben Jahre alt war wurde ein Ernährungsprotokoll über drei Tage erstellt, welches die Sondennahrung mit berücksichtigte und auf eine Gesamtenergiezufuhr von 160% kam, so dass man davon ausgehen muss, dass sich die Gewichtszunahme vor allem durch eine überhöhte Energiezufuhr, zu der es zum einen durch die zusätzliche Sondennahrung und zum anderen eventuell einfach durch ein vermehrtes Hungergefühl bei niedrigen Blutzuckerspiegeln kam, erklären lässt. Der Abfall der Gewichtskurve im Alter von etwa sieben Jahren lässt sich am ehesten auf die Therapie mit Proglicem zurückführen, die im Rahmen der Diagnosestellung begonnen wurde (siehe dazu auch Abbildung 6).

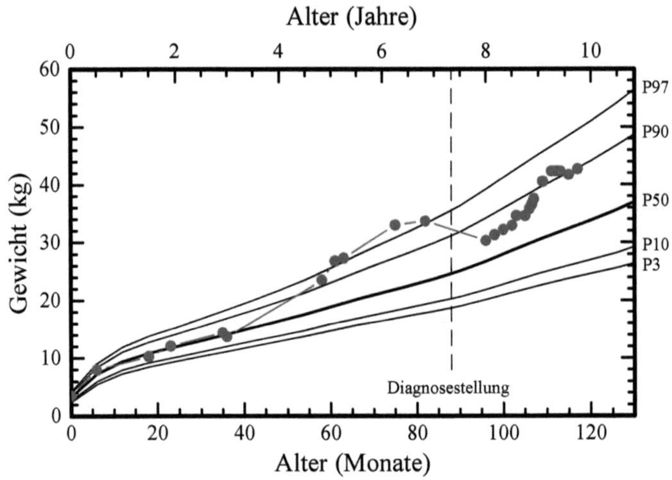

Abbildung 4: Gewicht der Indexpatientin in Abhängigkeit des Alters. Perzentilenkurven sind mit „P“ markiert. Zur besseren Ablesbarkeit des Verlaufs wurden die Messdaten mit Hilfslinien verbunden.

Der Body-Mass-Index der Patientin ist in Abbildung 5 aufgetragen. Er wurde aus den Daten der Abbildung 3 und 4 berechnet. Prinzipiell sieht man einen ähnlichen Kurvenverlauf wie bei der Gewichtsentwicklung. Nachdem der BMI zunächst relativ stabil zwischen der 50. und 75. Perzentile verlief, kam es zu einem starken Anstieg des BMI ab dem Alter von drei Jahren mit einem Maximum bei etwa fünf Jahren (> 97. Perzentile). Danach fiel der BMI bis zu einem Alter von acht Jahren, um schließlich erneut anzusteigen. Aktuell hat sich der BMI um die 90. Perzentile herum stabilisiert. Im

Unterschied zur Gewichtskurve zeigt die BMI-Kurve jedoch viel stärkere Schwankungen und einen sich zu wiederholen scheinenden Zick-Zack-Verlauf.

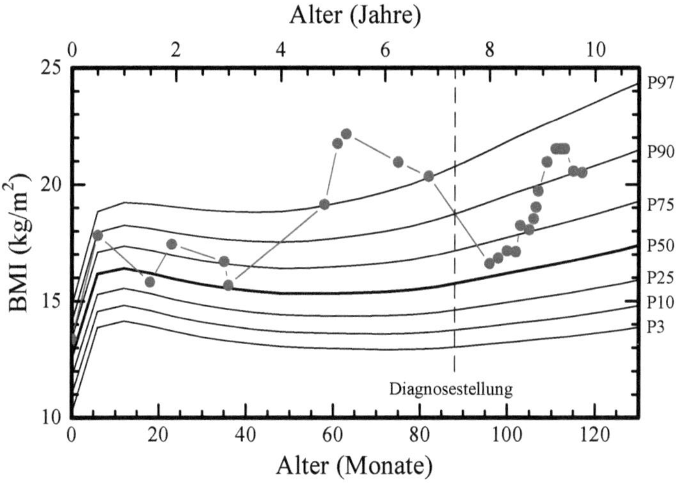

Abbildung 5: Body-Mass-Index (BMI) der Indexpatientin in Abhängigkeit des Alters. Perzentilenkurven sind mit „P" markiert. Zur besseren Ablesbarkeit des Verlaufs wurden die Messdaten mit Hilfslinien verbunden.

Die folgende Abbildung 6 soll noch einmal den Verlauf des BMIs ab dem Zeitpunkt der Diagnosestellung veranschaulichen und enthält die genauen Dosierungen der beiden Medikamente Proglicem und Somatostatin. Im Januar 2006 (für das Jahr 2005 standen keine Unterlagen zur Verfügung) erhielt die Patientin die maximale Dosis an Diazoxid (20 Kapseln zu je 25 mg über den Tag verteilt), was einer Gesamtdosis von 500 mg/d entspricht und bei einem Körpergewicht von 30,3 kg eine Dosierung von 16,5 mg/kg/d ausmacht.

Da im häuslichen Rahmen jedoch weiterhin Hypoglykämien auftraten, wurde ab April 2006, als die Patientin acht Jahre und vier Monate alt war, zusätzlich zur Diazoxidtherapie Somatostatin verabreicht, um eine bessere Blutzuckerspiegel-Kontrolle zu erreichen. Dazu wurde zunächst 50 µg Somatostatin drei Mal am Tag subkutan injiziert. Diese Dosis wurde dann im weiteren Verlauf immer weiter erhöht, während die Diazoxiddosis dann langsam bis zu einer Gesamtdosis von 125 mg/d im Januar 2007 (Alter der Indexpatientin: neun Jahre) reduziert werden konnte. Zwischenzeitlich wurde die Dosis wieder etwas erhöht und liegt aktuell bei 175 mg/d. Nachdem die Somatostatindosis zunächst immer wieder erhöht wurde, bis zu einem maximalen Wert von 700 µg/d, konnte auch diese ab Januar 2007 kontinuierlich auf eine aktuelle Dosis von 150 µg/d reduziert werden (vgl. Abbildung 6). Wie bereits erwähnt und der Abbildung 5 zu entnehmen ist, kam es etwa zum Zeitpunkt der Diagnosestellung zu einem starken Abfall des BMIs der Indexpatientin. Die wahrscheinlichste Erklärung hierfür ist die nun systematisch begonnene Therapie mit Proglicem. Unterstützt werden könnte diese Vermutung durch den danach ersichtlichen erneuten Anstieg des BMIs, der mit einer gleichzeitigen Reduzierung der Proglicem-Dosis einhergeht. Dieser BMI-Anstieg verläuft allerdings auch parallel zu der zusätzlich begonnenen Somatostatin-Medikation, so dass auch hierin eine Ursache für die erneute Gewichtszunahme liegen könnte.

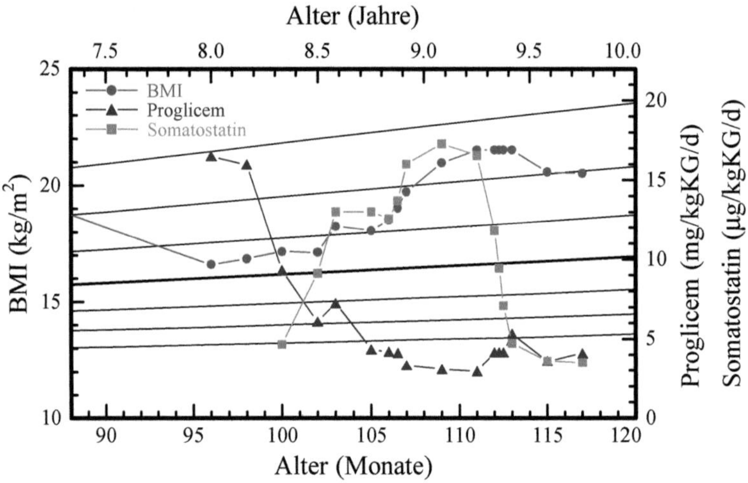

Abbildung 6: Body-Mass-Index (BMI) und Proglicem- und Somatostatin-Tagesdosis pro kg Körpergewicht der Indexpatientin in Abhängigkeit des Alters ab dem Zeitpunkt der Diagnosestellung. Die Perzentilenkurven für den BMI sind im Hintergrund als dünne durchgezogene Linien dargestellt. Zur besseren Ablesbarkeit des Verlaufs wurden die Messdaten mit Hilfslinien verbunden.

3.2. Krankheitsverlauf der Indexpatientin ab dem Zeitpunkt der Diagnosestellung

Mit der oben beschriebenen Dosis-Anpassung der medikamentösen Therapie konnten soweit gute Erfolge in der Blutzuckerspiegel-Kontrolle erreicht werden. Auswertungen der Blutzuckerwerte vom Dezember 2005 zeigten beispielsweise lediglich zehn Hypoglykämien unter 60 mg/dl und 24 Hyperglykämien über 200 mg/dl.

Als Nebenwirkung der Diazoxidtherapie war bei dem Mädchen eine deutliche Hypertrichose zu sehen. Augenärztliche Kontrollen zeigten keine Auffälligkeiten. Außerdem klagte die Patientin über Kopfschmerzen, Übelkeit und Schwindel, die üblicherweise 20 min nach der Injektion von Somatostatin auftraten.

Was die Ernährung anging, so wurde die Patientin lediglich nachts weiterhin über eine Jejunalsonde mit Sondennahrung versorgt, tagsüber passte die Patientin selbst die Nahrungszufuhr entsprechend dem Bedarf (Befindlichkeit und Blutzuckerspiegel) an. Da die Patientin über Probleme wie Obstipation, Bauchschmerzen und Übelkeit klagte und um die aktuelle Ernährungssituation der Patientin besser erfassen zu können, wurde im April 2006 ein weiteres Ernährungsprotokoll über zwei Tage angefertigt, das wiederum die über die Sonde zugeführten Nährstoffe berücksichtigte. Die Auswertungen zeigten diesmal eine altersentsprechende Energiezufuhr von 1800-2000 kcal/d und eine relativ ausgewogene Nährstoffverteilung: 50 % Kohlenhydrate, 35 % Fette und 15 % Eiweißgehalt. Lediglich der Ballaststoffanteil fiel mit nur 6-10 g/d zu gering aus und könnte eine Erklärung für die angegebenen Beschwerden sein. Dem entsprechend wurde empfohlen, mehr Vollkornprodukte, Obst, Gemüse und Rohkost zu essen und die Sondennahrung auf eine Nahrung mit höherem Gehalt an Poly- und Oligosacchariden umzustellen. Generell war das Ziel, die nächtliche Sondierung zu reduzieren. Dazu wurde auch im Oktober 2006 die PEJ (perkutane endoskopische Jejunostomie)-Sonde entfernt und durch eine Buttonanlage ersetzt. Des Weiteren waren bei der Patientin immer wieder Bradykardien zu beobachten, Langzeit-EKG-Kontrollen zeigten jedoch keine Auffälligkeiten. Wegen vermuteter Atemaussetzer erfolgte eine Polysomnographie, die jedoch keinen Hinweis auf ein Schlafapnoesyndrom lieferte.

Mit der Diagnosestellung wurde auch versucht, das engmaschige Betreuungskonzept aufzulockern, um dem Mädchen in ihrer Entwicklung mehr Freiraum zukommen zu lassen. Um auch für das psychische Wohlergehen der Patientin zu sorgen, wurde ergänzend zur medizinischen Betreuung und der Krankenpflege zu Hause ein Diplompsychologe mit herangezogen.

3.3. Klinische Daten aus den Erhebungsbögen

Mit Hilfe eines Erhebungsbogens (siehe Anhang A.1.) wurden klinische Daten zu den Familienangehörigen der Indexpatientin und zur Patientin selbst erfasst. Die Tabelle 4 fasst zunächst die wichtigsten Ergebnisse der betroffenen Familienmitglieder daraus zusammen und enthält neben persönlichen Daten, wie Alter bei Symptombeginn und bei Diagnosestellung, Geschlecht, BMI (errechnet aus aktueller Größe und aktuellem Gewicht), BMI-SDS, Geburtsgewicht und Gestationswoche auch charakteristische Laborparameter wie Nüchtern-Plasma-Glukose mit dazugehörigen Insulin-, C-Peptid- und Proinsulinspiegeln, ebenso wie Ergebnisse zum Lipidprofil. Des Weiteren sind in dieser Tabelle die wichtigsten klinischen Symptome und die Behandlung und Therapie der Patienten zusammengestellt. Zusätzlich sind in dieser Tabelle auch Daten der Großmutter (I:2) der Indexpatientin enthalten, für die es keinen Erhebungsbogen gibt.

Vergleicht man zunächst den Zeitpunkt, an dem erstmals Symptome auftraten mit dem Zeitpunkt der Diagnosestellung, so fällt auf, dass die Patienten, zu denen es dazu Informationen gibt alle bereits in der frühen Kindheit Zeichen bzw. Symptome zeigten, wie sie während einer Hypoglykämie auftreten können. Der Diagnosezeitpunkt ist dagegen sehr unterschiedlich und entspricht in etwa dem Alter der einzelnen Patienten, das sie hatten, als die Indexpatientin diagnostiziert worden ist. Bis auf die Patientin III:9, die in der 36. Schwangerschaftswoche mit 1,87 kg zur Welt kam, sind alle Patienten mit einem normalen Geburtsgewicht zwischen der 40. und der 42. Schwangerschaftswoche geboren. Hinsichtlich des BMI und des Standard-Deviation-Scores des BMI (BMI-SDS) findet man große Unterschiede bei den Familienmitgliedern. Während die Großmutter (I;2) der Indexpatientin einen BMI von 36,3 kg/m² mit einem BMI-SDS von + 3,3 aufweist, hat die Patientin III:8 einen BMI von 12 kg/m²und einen BMI-SDS von - 3,45. Die anderen Familienangehörigen liegen mit ihren Werten innerhalb von diesem Bereich. Der auffälligste Nüchtern-Glukosewert von 1,6 mmol/l konnte bei der Indexpatientin III:7 gemessen werden. Bei den anderen Familienmitgliedern lag dieser Wert zwischen 2,5 und 3,3 mmol/l. Schaut man sich die dazugehörigen Plasma-Insulinspiegel an, dann findet man bei der Indexpatientin mit dem niedrigsten Glukosewert gleichzeitig die höchste Insulinkonzentration (45,1 pmol/l). Bei den anderen Personen wurden entsprechend Werte im Bereich von 6,3 und 24,5 pmol/l gemessen. Die dazugehörigen C-Peptid- und Proinsulinspiegel sind der Tabelle zu entnehmen. Das Lipidprofil war bei allen Patienten mit Ausnahme der Großmutter (I:2) der Indexpatientin normal. Bei ihr waren sowohl der Wert für das LDL-Cholesterin mit 3,9 mmol/l, als auch der Triglyzeridwert von 195,5 mmol/l auffällig. Was die Symptome der Patienten angeht, so wird bezüglich der Indexpatientin auf die ausführliche Krankengeschichte in den Abschnitten 2.1., 3.1. und 3.2. dieser Arbeit verwiesen. Die Symptome der anderen Familienmitglieder reichen von ausgeprägtem Hungergefühl über Schwitzen bis hin zu Lernschwäche und Anfälle mit

Tabelle 4: Klinik der betroffenen Familienmitglieder. Die Patienten sind entsprechend ihrer Generation (römische Ziffer) und Position im Stammbaum (arabische Ziffer) durchnummeriert (siehe Abbildung 2). KH: Kohlenhydrat, BMI: Body-Mass-Index, SDS: Standard Abweichungswert.

	III:7 Indexpatientin	I:2	II:2	III:3	III:6	II:5	III:8	III:9
Alter (Jahr) bei Symptombeginn	frühe Kindheit	unbekannt	unbekannt	frühe Kindheit	frühe Kindheit	unbekannt	frühe Kindheit	frühe Kindheit
Alter (Jahr) der Diagnosestellung	7	64	40	18	15	35	9	7
Geschlecht (m/w)	w	w	w	m	m	w	m	W
Gestationsalter (Wochen)	40	unbekannt	40	40	42	unbekannt	40	36
Geburtsgewicht (kg)	3,66	unbekannt	3,24	3,17	3,77	unbekannt	2,92	1,87
BMI (kg/m²)	16,8	36,3	25,2	20,7	18,7	23,7	12,0	13,6
BMI-SDS	0,35	3,30	1,25	-0,33	-0,49	0,85	-3,45	-1,37
Nüchtern-Glukose (mmol/l)	1,6	nicht bestimmt	3,0	2,5	2,9	3,3	3,2	3,1
Plasma-Insulin (pmol/l)	45,1	nicht bestimmt	17,5	18,0	24,5	12,0	6,3	7,7
C-Peptid (µg/l)	nicht bestimmt	nicht bestimmt	1,5	1,0	1,2	1,4	0,5	1,1
Proinsulin (pmol/l)	nicht bestimmt	nicht bestimmt	2,5	3,0	1,6	2,4	2,0	5,2
Lipid-Profil	nomal	abnormal*	normal	normal	normal	normal	normal	Normal
klinische Symptome	Zittern, extremes Schreien, Schwitzen, hypoglykämische Anfälle	Diabetes seit dem Alter von 42 J., insulinabhängig seit dem Alter von 53 J.	extremer Hunger, gelegentlich Schwitzen, Bewusstseinsverlust	extremer Hunger, gelegentl. Schwitzen, unklare Anfälle, Legasthenie	extremer Hunger, gelegentlich Schwitzen	Lernschwäche, gelegentlich Bewusstseinsverlust	extremer Hunger, Lernschwäche	extremer Hunger
Behandlung	Blutzuckerkontrolle, intestinale KH-Zufuhr, Diazoxid, Octreotid	keine	Diät	Diät	Diät	Diät	Diät	Diät

Bewusstseinsstörung. An dieser Stelle wird auch auf die folgenden Abschnitte verwiesen, in denen ausführliche Informationen zu den einzelnen Personen aufgeführt sind. Neben einer diätetischen Therapie, die bei allen Familienmitgliedern, außer bei der Großmutter (I:2), erfolgt, wird die Indexpatientin III:7 medikamentös mit Diazoxid und Octreotid therapiert (siehe auch Abschnitt 3.1.).

Zusätzlich zu diesen Informationen wurden mit Hilfe des Erhebungsbogens auch spezielle Aspekte zum Ernährungsverhalten erfragt, die zusammen mit einer Liste an möglichen Symptomen bei einer Hypoglykämie, unterteilt in körperliche und psychische Symptome, noch einmal in abgestuftem Ausprägungsgrad angegeben werden sollten. Dazu sollten die Familienmitglieder die Häufigkeit des Auftretens dieser Symptome in die vier Kategorien: „gar nicht", „selten", „oft" und „sehr oft" einteilen. Die folgenden Tabelle 5 zeigt die Auswertung für die betroffenen Familienmitglieder, die Tabelle 6 die für die nicht betroffenen. Die vier Kategorien wurden zur Veranschaulichung in abgestuften Grautönen unterlegt und mit den Ziffern 1 bis 4 gekennzeichnet. Die Daten beruhen ausschließlich auf den Selbstauskünften der befragten Familienmitglieder und spiegeln daher subjektive Einschätzungen wider.

Tabelle 5: Selbsteinschätzung des Ausprägungsgrades bezüglich des Ernährungsverhaltens und der körperlichen und psychischen Symptome der betroffenen Familienmitglieder. Die Patienten sind entsprechend ihrer Generation (römische Ziffer) und Position im Stammbaum (arabische Ziffer) durchnummeriert (siehe Abbildung 2).

	III:7	II:2	III:3	III:6	II:5	III:8	III:9
Verlangen nach Süßem	3	2	3	4	2	3	3
starkes Hungergefühl	3	2	4	4	2	3	2
nächtliches Essen	3	2	4	2	1	2	2
Mitführen von Essen	3	2	2	2	2	4	3
Übelkeit vor dem Essen	3	3	2	2	2	1	1
Schwitzen	3	3	3	3	1	1	1
Tachykardie	2	3	2	2	1	1	1
Bradykardie	2	2	2	2	1	1	1
Zittern	2	3	3	2	1	1	1
Müdigkeit	3	4	4	4	3	3	2
Krampfanfälle	3	1	2	1	1	1	1
Synkopen	3	2	1	1	4	1	1
Kopfschmerzen	2	3	3	2	4	2	1
Schlafstörungen	1	3	1	1	4	2	2
Unruhe	2	3	2	3	2	2	3
Angst	2	2	2	2	2	2	2
aggressives Verhalten	2	2	2	2	3	3	2

1 = „gar nicht" **3** = „oft"
2 = „selten" **4** = „sehr oft"

Als erstes werden die Ergebnisse der Tabelle 5 zusammengefasst. Betrachtet man zunächst die Angaben zum Ernährungsverhalten, so fällt Folgendes auf: Alle Betroffenen geben ein mäßiges bis starkes Verlangen nach Süßem und ein starkes Hungergefühl an. Auch nächtliches Essen kommt bei den meisten Familienangehörigen vor, extrem sogar bei einem Bruder (III:3). Auch das Mitführen von Essen wird von den Personen bejaht. Übelkeit vor dem Essen tritt lediglich bei der Indexpatientin und ihrer Mutter öfters auf, selten oder gar nicht bei den anderen betroffenen Familienangehörigen. Zusammenfassend kann man sagen, dass bei fast allen Personen ein Ernährungsverhalten vorliegt, das stark darauf ausgerichtet ist, regelmäßig Nahrung zu sich zu nehmen (Mitführen von Essen, nächtliches Essen) und dass es ferner von einem starken Verlangen nach Süßem und einem starken Hungergefühl geprägt ist, was auch mit einem erhöhten Insulinspiegel und niedrigeren Blutzuckerspiegeln vereinbar wäre. Übelkeit vor dem Essen als ein mögliches Symptom bei Hypoglykämie ist ebenfalls mit den niedrigeren Blutzuckerspiegeln bei einer aktivierenden Mutation im Glucokinase-Gen zu erklären.

Als weiteres wurden körperliche und psychische Symptome, die mit einer Hypoglykämie einhergehen können erfragt. Hier geben die Betroffenen in der direkten Familie der Indexpatientin (III:7, II:2, III:3 und III:6) stärkere körperliche Symptome an als die betroffenen Familienmitglieder in der zweiten Familie (II:5, III:8, III:9), die gar nicht unter Schwitzen, Tachykardie, Bradykardie oder Zittern leiden. Krampfanfälle sind bei den letzteren drei ebenfalls keine angegeben worden, jedoch berichtet die betroffene Tante der Indexpatientin (II:5) von sehr häufigen Synkopen, Kopfschmerzen und Schlafstörungen. In der direkten Familie der Indexpatientin schwitzen alle Betroffenen häufig, Brady- und Tachykardien kommen als Symptome ebenfalls vor. Alle vier leiden unter starker Müdigkeit und gelegentlichem Zittern und Kopfschmerzen, während Schlafstörungen in dieser Familie nur von der Mutter angegeben werden. Krampfanfälle sind bei der Indexpatientin selbst und einem Bruder (III:3) beobachtet worden, Synkopen hatte dagegen auch die Mutter.

Psychische Symptome, wie Unruhe und Angst, aber auch aggressives Verhalten, die bei einer Hypoglykämie auftreten können sind bei allen betroffenen Familienmitgliedern zu finden, treten im Großen und Ganzen jedoch eher selten auf. Eine Ausnahme bilden II:5 und III:8, die ein aggressives Verhalten mit „oft“ angegeben haben und II:2, III:6 und III:9, die öfters unter Unruhe leiden. Auch hier kann man zusammenfassend sagen, dass die gemachten Angaben zu den erfragten Symptomen vereinbar sind mit vermehrten hypoglykämischen Zuständen, auch wenn man natürlich sagen muss, dass die Symptome keinesfalls nur bei Hypoglykämie auftreten oder sogar beweisend für eine Hypoglykämie wären. Dennoch zeigen diese Daten, dass das Spektrum der Symptome, die mit einer Hypoglykämie einhergehen können, bei den Familienmitgliedern durchaus vertreten ist.

Tabelle 6: Selbsteinschätzung des Ausprägungsgrades bezüglich des Ernährungsverhaltens und der körperlichen und psychischen Symptome der nicht betroffenen Familienmitglieder. Die Personen sind entsprechend ihrer Generation (römische Ziffer) und Position im Stammbaum (arabische Ziffer) durchnummeriert (siehe Abbildung 2).

	II:1	III:2	III:10
Verlangen nach Süssem	3	3	3
starkes Hungergefühl	3	2	2
nächtliches Essen	3	2	2
Mitführen von Essen	1	2	2
Übelkeit vor dem Essen	1	3	1
Schwitzen	2	2	1
Tachykardie	2	3	1
Bradykardie	2	1	1
Zittern	2	3	1
Müdigkeit	3	4	2
Krampfanfälle	1	1	1
Synkopen	1	3	1
Kopfschmerzen	3	3	2
Schlafstörungen	2	3	2
Unruhe	2	1	2
Angst	2	1	2
agressives Verhalten	3	1	2

1 = "gar nicht"; 2 = "selten"; 3 = "oft"; 4 = "sehr oft"

Vergleicht man die Angaben der nicht betroffenen Familienmitgliedern aus beiden Familien in Tabelle 6 dazu, so relativieren sich manche obigen Aussagen. Man sieht, dass sich die drei nicht betroffenen Personen was das Ernährungsverhalten angeht nur geringfügig von den betroffenen unterscheiden. „Verlangen nach Süßem“ und „starkes Hungergefühl“ und „nächtliches Essen“ wird ebenso bejaht, „Mitführen von Essen“ und „Übelkeit vor dem Essen“ geben diese Personen etwas seltener an. Insgesamt zeigen diese Familienmitglieder also ein ähnliches Ernährungsverhalten, das aber etwas weniger stark ausgeprägt ist als bei den betroffenen.

Bei den Angaben zu den körperlichen Hypoglykämie-Symptomen scheinen die Unterschiede zwischen den beiden Familien größer als die Unterschiede zwischen betroffenen und nicht betroffenen Familienmitgliedern. Die nicht betroffene Cousine III:10 der Indexpatientin leidet ebenfalls wie die betroffenen Personen dieser Familie nicht an

Schwitzen, Bradykardien, Tachykardien oder Zittern und erlitt auch bisher keinen Krampfanfall, während die nicht betroffenen Familienmitglieder II:1 und besonders III:2 aus der Familie der Indexpatientin solche Symptomen angeben.
Bezüglich der psychischen Hypoglykämie-Symptome kann man wieder sagen, dass die nicht betroffenen Familienmitglieder eine eher geringer ausgeprägte Symptomatik als die betroffenen Familienmitglieder angeben.
Zusammenfassend lässt sich sagen, dass sich die betroffenen von den nicht betroffenen Familienmitgliedern hinsichtlich des Ernährungsverhaltens und der psychischen Hypoglykämie-Symptome durch eine geringfügig stärker ausgeprägte Symptomatik unterscheiden. Bei den Angaben zu den körperlichen Hypoglykämie-Symptomen finden sich dagegen größere Unterschiede zwischen den beiden Familien als zwischen den betroffenen und den nicht betroffenen Personen beider Familien.

Bei den beiden Müttern II:2 und II:5 wurden zusätzlich zu den Daten, die bei allen erfragt wurden, auch die in Abschnitt 2.5 beschriebenen Punkte zu Schwangerschafts-komplikationen erfasst. Im Folgenden sollen diese kurz zusammengefasst werden.
Die Mutter der Indexpatientin hatte insgesamt sieben Schwangerschaften (III:1 – III:7), davon zwei Aborte (III:1 und III:4) und vier Spontangeburten. Die Geburt des Kindes III:3 erfolgte nach Weheninduktion bei fetaler Bradykardie. Das Kind III:5 verstarb im Alter von vier Monaten am plötzlichen Kindstod. In allen Schwangerschaften hat die Mutter angegeben, geraucht und etwa ein Glas Wein pro Tag getrunken zu haben. Ferner entwickelte sie bei allen Schwangerschaften Ödeme und hatte ein vermehrtes Heißhungergefühl, was in den Schwangerschaften der Kinder III:5 und III:7 besonders stark ausgeprägt war. In der Schwangerschaft der nicht betroffenen Schwester III:2 litt die Mutter zusätzlich unter Krampfanfällen. Als weitere Auffälligkeiten in der Schwangerschaft bei der Indexpatientin III:7 sind eine starke Kindsunruhe, vorzeitige Wehen und eine Neugeboreneninfektion zu erwähnen.
Die Mutter II:5 hatte insgesamt fünf Schwangerschaften. Auch hierunter gab es eine Fehlgeburt im 4. Schwangerschaftsmonat (die nicht im Stammbaum (Abbildung 2) verzeichnet ist). Die Geburten der betroffenen Kinder III:8 und III:9 erfolgten mittels Kaiserschnitt, im ersten Fall aufgrund einer mütterlichen Infektion im 9. Monat und im zweiten Fall aufgrund einer Präeklampsie. In beiden Schwangerschaften traten Ödeme auf, bei III:9 musste aufgrund eines Bluthochdruckes zusätzlich ein beta-Blocker verabreicht werden. Die beiden anderen Geburten kamen spontan, allerdings war die Geburt der

Tochter III:11 eine Frühgeburt im 7. Monat. Hier kam es, wie auch bei III:8, zu frühzeitigen Wehen. Bei allen Kindern lag eine intrauterine Wachstumsretardierung vor. Die Mutter gab an, 10-15 Zigaretten pro Tag geraucht zu haben, Alkoholkonsum wurde verneint.

Neben der Indexpatientin III:7, deren Krankengeschichte ausführlich in den Abschnitten 2.1., 3.1. und 3.2. beschrieben ist, soll an dieser Stelle ergänzend eine kurze Beschreibung der Auffälligkeiten bei den betroffenen Kindern III:3 und III:8 erfolgen. Die Informationen dazu wurden den zugänglichen Arztbriefen entnommen und im Folgenden zusammengefasst.

Bei dem Bruder III:3 der Indexpatientin wurde eine ausgeprägte Lese- und Rechtschreibschwäche bei normaler Intelligenz (Intelligenzquotient 113) diagnostiziert. Schon mit drei Jahren besuchte er den Sprachheilkindergarten. Ab der 1. Klasse kamen dann Verhaltensauffälligkeiten hinzu. Mit Hilfe eines diagnostischen Elternfragebogens (DEF) wurde vom Diplompsychologen ein aggressives und delinquentes Verhalten festgestellt. Neben Leistungsproblemen und Mitarbeitsverweigerung zeigte der Bruder auch aggressives Verhalten in der Schule. Auch erwähnenswert sind mehrere Anfälle unklarer Ursache. So wurde das Kind erstmals im Alter von vier Jahren mit Verdacht auf einen epileptischen Anfall stationär aufgenommen. Das Kind wälzte sich auf dem Boden, hatte Schaum vor dem Mund, gezuckt, sich eingenässt und eingekotet. Sämtliche Untersuchungen waren damals unauffällig. Im Alter von acht Jahren kam es zwei Mal hintereinander nach einem Sturz vom Fahrrad ungeklärter Ursache zu einer Gehirnerschütterung.

Auch bei III:8 finden sich Auffälligkeiten, die hier erwähnt werden sollen. Das Kind wurde im 9. Monat aufgrund einer mütterlichen Infektion mit Fieber von bis zu 40°C durch einen Kaiserschnitt geboren, ansonsten verlief die Schwangerschaft unauffällig. Eine geringe Gewichtszunahme mit Dystrophie und eine Entwicklungsverzögerung, die sowohl die Motorik als auch die Sprache betraf, folgten. Es war eine Einschulung in eine Sonderschule G nötig. Eine aktuelle kinderpsychiatrische Testung erbrachte einen IQ von 64 bei einer ausgeprägten expressiven Sprachstörung. Weiterhin bestehen bei dem Jungen Verhaltensauffälligkeiten mit Einkoten. Störungen des Sozialverhaltens zeigen sich vor allem im häuslichen Umfeld, wo sich das Kind nicht gegenüber den Geschwistern durchsetzen kann.

Zur weiteren Aufklärung der Minderbegabung erfolgte eine Vorstellung bei der genetischen Beratungsstelle. Aus humangenetischer Sicht gibt es aber aufgrund des ansonsten unauffälligen Erscheinungsbildes des Kindes keinen Hinweis für eine genetische, insbesondere chromosomale Anomalie. Ferner wurden aber auch seit dem frühen Kindesalter immer wieder schwere Anfälle von Hypoglykämien mit Exsikkose beschrieben, die auch zu stationären Krankenhausaufenthalten führten. So liegt auch die Vermutung nahe, dass diese frühen Unterzuckerungszustände und die damit verbundene Gefahr der Minderversorgung des Gehirns mit Glukose eine Mitursache der Minderbegabung bei dem Jungen darstellen können.

3.4. Mutationsanalysen

Bei der Indexpatientin wurde eine neue heterozygote Missense-Mutation im Exon 2, Codon 68, (G68V; GGC>GTC) des Glucokinase-Gens identifiziert. Diese Mutation fand sich ebenfalls in sieben weiteren Familienmitgliedern (vgl. Abbildung 2), konnte jedoch nicht bei dem verstorbenen Bruder der Indexpatientin gefunden werden. Die Mutation ließ sich nicht in 200 normalen Chromosomen wiederfinden.

Um als Ursache für Unterschiede im Phänotyp zwischen der Indexpatientin und den anderen betroffenen Familienmitgliedern eine weitere Mutation in den K_{ATP}-Kanal Genen ABCC8 und KCNJ11 ausschließen zu können, wurden diese beiden Gene bei der Indexpatientin sequenziert. Es fand sich keine Mutation in diesen Genen.

3.5. Biochemischen Charakterisierung der G68V-Glucokinase

Die gereinigte GCK-Mutante G68V zeigte gegenüber der Wildtyp-Variante eine signifikant erhöhte Affinität für Glukose bei einer vierfachen Reduktion der $S_{0,5}$ (1,94 ± 0,16 vs. 7,43 ± 0,12). Die Hillnumber war gegenüber dem Wildtyp leicht erniedrigt (nH: 1,25 ± 0,02 vs. 1,49 ± 0,04) während die K_{cat} leicht erhöht war (67,99 ± 4,80 vs. 57,11 ± 7,15). Die Michaeliskonstante für ATP war erniedrigt (K_m: 0,28 ± 0,04 vs. 0,45 ± 0,05). Der Aktivitäts-Index der GCK-Mutante liegt 16-fach höher als der des Wildtyp-Enzyms und erklärt somit einen gesteigerten Glukoseumsatz in der beta-Zelle des Pankreas. Anhand mathematischer Modelle (Gloyn et al., 2004) lässt sich daraus die Schwelle für die Glukose stimulierte Insulin-Sekretion (GSIR) berechnen. Dieser Schwellenwert liegt für die G68V-GCK-Mutante bei einer errechneten Blutzuckerkonzentration von 1,9 mmol/l.

3.6. Strukturelle Untersuchungen der G68V-Glucokinase

Die strukturellen Untersuchungen der GCK-Mutante G68V wurden von Gloyn et al. durchgeführt.

Die Abbildung 7 zeigt die Lokalisation der Mutation G68V im allosterischen Zentrum des Enzyms. Auch in diesem Bereich finden sich die anderen aktivierenden Mutationen des Enzyms, die ebenfalls mit einer persistierenden hyperinsulinämischen Hypoglykämie einhergehen (T65I, W99R, Y214C, V455M, A456V) und die inaktivierende Mutation V62M, die bei den entsprechenden Personen zur MODY-Form des Diabetes führt (Gloyn et al., 2005).

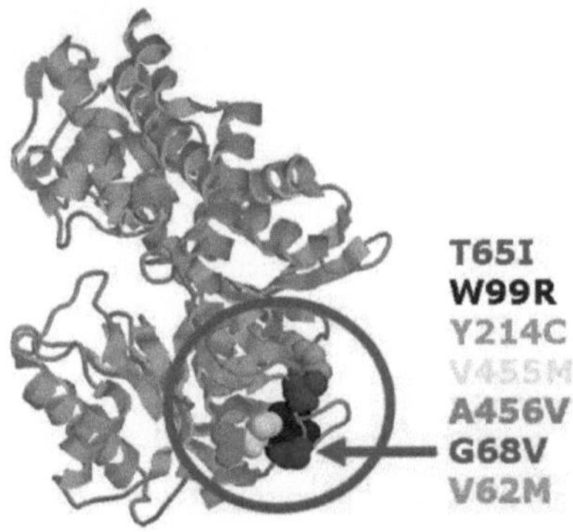

Abbildung 7: Strukturmodell der Glucokinase mit Kennzeichnung der Mutationen im allosterischen Zentrum des Enzyms, basierend auf der kristallinen Struktur der Glucokinase nach (Kamata et al., 2004).

3.7. Oraler Glukose-Toleranz-Test

Um den Phänotyp der Personen mit der aktivierenden GCK-Mutation hinsichtlich ihrer Glukose- und Insulinspiegel besser verstehen zu können, wurde wie in Abschnitt 2.6. beschrieben ein oraler Glukose-Toleranz-Test mit den Familienangehörigen durchgeführt.

Es galt zu untersuchen, ob eventuell eine hohe Glukose-Belastung bei den betroffenen Personen eine so starke Insulinsekretion auslösen kann, dass es am Ende des Tests zu einer reaktiven, oder auch postprandial genannten Hypoglykämie kommt. Eine weitere Fragestellung war, ob die Insulinsekretion reguliert, d.h. in Abhängigkeit von der Glukose-Konzentration im Blut stattfindet oder ob unabhängig von der Glukose-Konzentration permanent leicht erhöhte Insulinwerte vorliegen.

Die Werte für Glukose, Insulin, C-Peptid und Proinsulin wurden aus dem venösen Blut für die Zeitpunkte 0, 30, 60, 90 und 120 min bei den einzelnen Personen bestimmt und sind im Anhang B (Tabelle B.1.1 für die betroffenen und Tabelle B.1.2 für die nicht betroffenen Familienmitglieder) zusammengestellt. Die Abbildung 8 und die Abbildung 9 zeigen die Blutzucker- und Insulinwerte der betroffenen Familienmitglieder über die zwei Stunden des Tests.

Der Abbildung 8 ist zu entnehmen, dass es bei keinem der betroffenen Familienmitglieder zu einer reaktiven Hypoglykämie am Ende des Tests gekommen ist. Von einer reaktiven Hypoglykämie würde man bei einem Blutzuckerspiegel von unter 3,3 mmol/l (60 mg/dl) sprechen. Die niedrigsten Blutzuckerspiegel am Ende des Tests zeigte der Proband III:6 mit einem Wert von 3,8 mmol/l (68 mg/dl), der aber auch oberhalb dieser Grenze liegt. An dieser Stelle wurde für die Indexpatientin der aktuellste oGTT vom November 2004 aufgeführt. Die Ergebnisse der älteren oGTTs sind der Tabelle 3 zu entnehmen. Bei nur einem dieser Tests kam es zu einem Blutzuckerabfall unter 3,3 mmol/l, allerdings wurde dieser Test in einem Alter von 16 Monaten durchgeführt. Zudem gibt es außer dem Glukose-Endwert keinerlei Informationen zum Verlauf der Glukosespiegel und auch nicht zu den Insulinkonzentrationen, weswegen dieser Test hier nicht weiter berücksichtigt wurde.

Die Abbildung 9 zeigt eine regulierte Insulinsekretion bei allen betroffenen Familienmitgliedern. Die Insulinsekretion steigt mit Zunahme der Glukose-Konzentration im Blut an und fällt am Ende des Tests mit abnehmender Glukose-Konzentration wieder ab. Dies spricht also für eine Regulation der Insulinsekretion durch die Glukose-Konzentration im Blut.

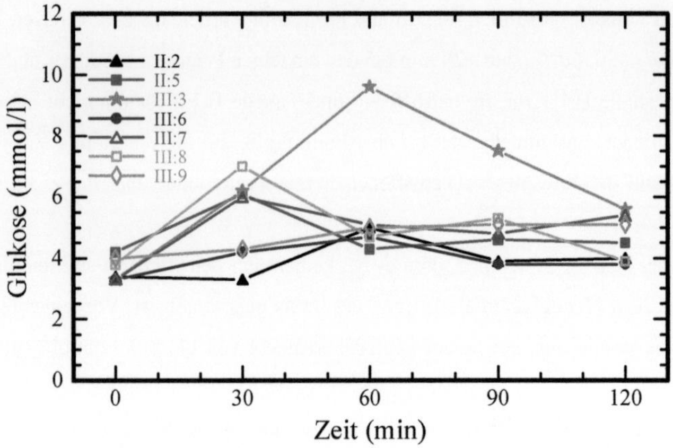

Abbildung 8: Oraler Glukose-Toleranz-Test bei den betroffenen Familienmitgliedern: Blutglukosewerte in mmol/l zu den entsprechenden Zeitpunkten nach Glukosegabe. Die Personen sind entsprechend ihrer Generation (römische Ziffer) und Position im Stammbaum (arabische Ziffer) durchnummeriert (siehe Abbildung 2). Zahlenwerte finden sich im Anhang B.

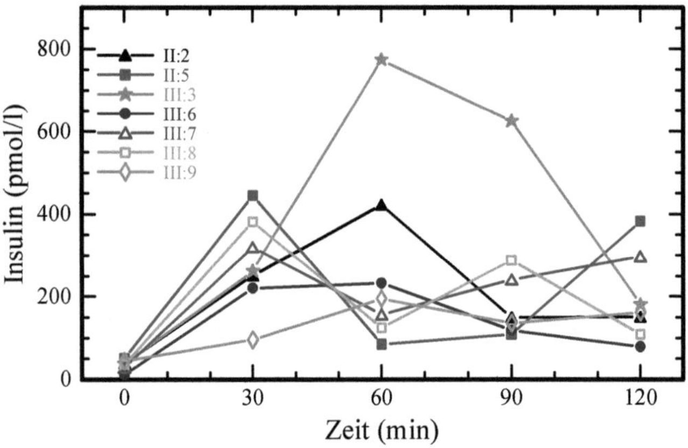

Abbildung 9: Oraler Glukose-Toleranz-Test bei den betroffenen Familienmitgliedern: Insulinspiegel in pmol/l zu den entsprechenden Zeitpunkten nach Glukosegabe. Die Personen sind entsprechend ihrer Generation (römische Ziffer) und Position im Stammbaum (arabische Ziffer) durchnummeriert (siehe Abbildung 2). Zahlenwerte finden sich im Anhang B.

3.8. *Fastentest und Glukagontest*

3.8.1. Fastentest

Der Fastentest bzw. Hungerversuch wird zum Nachweis oder Ausschluss eines organischen Hyperinsulinismus herangezogen. Normalerweise wird die Insulinsekretion im Hungerzustand supprimiert, so dass die niedrigen Blutzuckerwerte mit niedrigen Insulinkonzentrationen einhergehen. Durch die lange Nahrungskarenz wird eine Hypoglykämie provoziert, unter der man sehen kann, ob sich die Insulinspiegel entsprechend anpassen.

Es galt nun zum einen zu untersuchen, ob sich die betroffenen Familienmitglieder von den nicht betroffenen nach einer gewissen Fastenperiode durch niedrigere Blutzuckerspiegel abheben und zum anderen, ob die entsprechenden Insulinspiegel in der Phase der Hypoglykämie adäquat oder inadäquat hoch im Vergleich zu den Blutzuckerspiegeln sind. Um dies zu beurteilen wird der Quotient aus Insulin (in mU/l) und Blutzucker (in mg/dl) gebildet. Liegt dieser Quotient unter 0,25 so ist die Insulinmenge adäquat zur Blutzuckerkonzentration. Bei einem Quotienten von über 0,33 geht man dagegen von einer pathologisch erhöhten Insulinsekretion aus (Mönig, 2005).

Nach mindestens 12, maximal 17 Stunden Fasten wurden dazu die Blutwerte für Glukose und Insulin entnommen. Die Tabelle 7 zeigt die entsprechenden Werte für die einzelnen Personen. Ebenfalls aufgeführt sind die dazugehörigen C-Peptid-Spiegel, soweit sie aufgenommen wurden. Zu sehen ist, dass der Wert für Glukose nach der entsprechenden Fastenzeit bei den betroffenen Familienmitgliedern wie zu erwarten etwas niedriger liegt als bei den nicht betroffenen. Die niedrigsten Blutzuckerwerte finden sich bei der Indexpatientin III:7, die den auffälligsten Phänotyp aufweist. Ihr niedrigster Wert war 1,6 mmol/l (29 mg/dl) beim zweiten durchgeführten Fastentest. Die Blutzuckerwerte der anderen betroffenen Familienmitglieder sind zwar auch niedrig, aber trotzdem relativ stabil zwischen 2,9 mmol/l und 3,9 mmol/l. Bei den Insulinwerten sticht ebenfalls die Indexpatientin am meisten heraus, ihre Werte liegen deutlich höher, als die der anderen Familienmitglieder. Ansonsten unterscheiden sich die anderen betroffenen Familienmitglieder nicht sehr stark von den nicht betroffenen. Tendenziell sind die Insulinwerte der betroffenen, mit Ausnahme der Mutter II:2, sogar eher niedriger als die der nicht betroffenen Familienmitglieder. Der Quotient aus Insulin und Blutzucker ist nur bei der Indexpatientin auffällig, bei allen anderen Personen liegt er weit unterhalb der Grenze von 0,25 und ist somit unauffällig. Bei der Indexpatientin kann man einen

Quotienten von 0,28 bzw. 0,22 berechnen. Der erste Wert liegt gerade nicht mehr im Normalbereich, während der zweite Wert gerade noch unter der Grenze von 0,25 liegt. Da der pathologische Grenzwert nach (Mönig, 2005) erst ab 0,33 anfängt, sind die Werte der Indexpatientin in den Übergangsbereich einzuordnen, d.h. die Insulinwerte sind nicht mehr ganz adäquat zu den Blutzuckerspiegeln, aber noch nicht pathologisch erhöht. Die anderen betroffenen Familienmitglieder lassen sich mit Hilfe des Quotienten nicht von den nicht betroffenen Personen unterscheiden.

Tabelle 7: Fastentest: Glukose-, Insulin- und C-Peptid-Konzentration der einzelnen Familienmitglieder (betroffene: weiß hinterlegt, nicht betroffene: grau hinterlegt) und daraus berechneter Quotient aus Insulin und Glukose nach mindestens 12 Stunden, maximal 17 Stunden Fasten. Werte der Indexpatientin (III:7) aus den Fastentests von Juli 1999 (+), September 1999 (*) und Juli 2000 (**), jeweils nach 15 Stunden Fasten; n.v. = nicht verfügbar. Die Personen sind entsprechend ihrer Generation (römische Ziffer) und Position im Stammbaum (arabische Ziffer) durchnummeriert (siehe Abbildung 2).

Patient		II:2	II:5	III:3	III:6	III:7+	*	**	III:8	III:9	II:1	III:2	III:10
Glucose	(mmol/l)	3,9	3,3	2,9	3,2	2,0	1,6	2,0	3,7	3,6	4,8	4,3	4,9
	(mg/dl)	70	59	52	57	36	29	36	67	64	87	78	89
Insulin	(pmol/l)	47,9	11,8	18,7	24,3	69,4	45,1	n.v.	6,2	10,4	28,5	38,2	40,9
	(mU/l)	6,9	1,7	2,7	3,5	10	6,5		0,9	1,5	4,1	5,5	5,9
Quotient	(mU/l / mg/dl)	0,10	0,03	0,05	0,06	0,28	0,22		0,01	0,02	0,05	0,07	0,07
C-Peptid	(µg/l)	2,1	1,4	1	1,2	n.v.	n.v.	n.v.	0,5	0,8	2,2	1,5	1,4

3.8.2. Glukagontest

Im Anschluss an den Hungerversuch wurde mit denselben Personen ein Glukagontest durchgeführt, um die Frage nach einer reaktiven Hypoglykämie, wie sie anamnestisch bei der Indexpatientin berichtet wurde zu klären. Zudem sollte dieser Test die Mobilisierung der Glykogenreserven demonstrieren und vervollständigt schließlich auch die Phänotypisierung der Patienten. Dazu wurde den Familienmitgliedern wie in Abschnitt 2.7. beschrieben Glukagon verabreicht und zu den entsprechenden Zeitpunkten der Glukosespiegel, sowie der Insulin- und C-Peptidspiegel, bei einem Teil der Patienten auch der Proinsulinspiegel gemessen. Im Anhang B (Tabelle B.1.2) sind die dazugehörigen Messergebnisse zu finden, die in Abbildung 10 graphisch dargestellt sind.

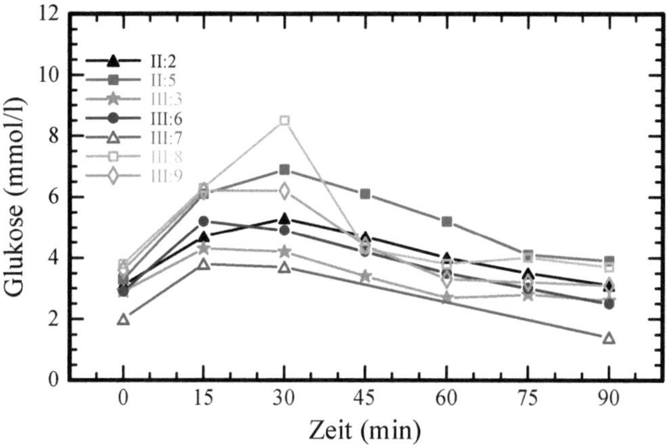

Abbildung 10: Glukagontest bei den betroffenen Familienmitgliedern: Blutglukosespiegel in mmol/l zu den entsprechenden Zeitpunkten nach Glukagon-Injektion. Die Personen sind entsprechend ihrer Generation (römische Ziffer) und Position im Stammbaum (arabische Ziffer) durchnummeriert (siehe Abbildung 2).

Zu sehen ist bei allen betroffenen Familienmitgliedern ein entsprechender Anstieg der Blutglukosekonzentration mit einem Maximum bei etwa 30 min nach Glukagon-Injektion. Dies spricht für eine regelrechte Mobilisierung der Glykogenreserven. Anschließend fielen die Glukosewerte wieder ab. Am Ende des Tests (bei 90 min) lagen die Glukosewerte teilweise sogar unter der Ausgangskonzentration (bei 0 min) und erreichten bei den Personen II:2, III:3, III:6, III:7 und III:9, aber auch bei der nicht betroffenen Schwester III:2 Werte im hypoglykämischen Bereich von unter 3,3 mmol/l (60 mg/dl), so dass man bei diesen Patienten hier von einer reaktiven Hypoglykämie sprechen kann

3.9. Ernährungsprotokoll

In der direkten Familie der Indexpatientin, d.h. mit der Indexpatientin selbst, den drei Geschwistern und den Eltern wurde ein Ernährungsprotokoll über drei Tage wie in Abschnitt 2.8. beschrieben durchgeführt. Im Folgenden sind die Ergebnisse dargestellt.

3.9.1. Nährstoffverteilung

Bei der Auswertung der Ernährungsprotokolle wurde zunächst nach Unterschieden in der Nährstoffverteilung zwischen betroffenen und nicht betroffenen Familienmitgliedern gesucht. Die

Tabelle 8 zeigt die für die entsprechenden Familienmitglieder errechnete durchschnittliche Energiezufuhr in Kilokalorien pro Tag (kcal/d), die prozentuale Abweichung dieser Energiezufuhr von der für die entsprechende Körpergröße empfohlenen Energiezufuhr, die durchschnittliche absolute Aufnahme an Kohlenhydraten, Eiweiß und Fett in Gramm pro Tag (g/d) und die daraus errechnete relative Zufuhr dieser Nährstoffe in Prozent der Gesamt-Energiezufuhr pro Tag.

Die prozentuale Nährstoffverteilung ist in der Abbildung 11 veranschaulicht. Vergleicht man nun die Nährstoffverteilung der betroffenen Familienmitglieder und die der nicht betroffenen, so sieht man keine Unterschiede in der Nährstoffverteilung, die man auf die Mutation zurückführen könnte. Es wäre eventuell eine erhöhte Zufuhr an Kohlenhydraten bei den Familienmitgliedern mit der aktivierenden Mutation im Glucokinase-Gen zu vermuten gewesen, die man auf die niedrigeren Blutzuckerspiegel, bzw. erhöhten Insulinspiegel hätte zurückführen können. Dies konnte jedoch durch dieses Ernährungsprotokoll nicht bestätigt werden. Die Kohlenhydratzufuhr lag allgemein zwischen 41,7 % und 74,5 %, wobei die nicht betroffene Schwester der Indexpatientin (III:2) mit 74,5 % den größten Kohlenhydrat-Anteil in der Nährstoffzufuhr hatte. Der Eiweiß-Anteil in der Nahrung lag bei allen Familienmitgliedern um die 10 % und der Fettanteil bei niedrigen 18,5 % (Schwester, III:2) bis zu hohen 44,9 % (Mutter, II:2).

Tabelle 8: Absolute und prozentuale Nährstoffverteilung und Energiezufuhr pro Tag bei den untersuchten Familienmitgliedern. Die Personen sind entsprechend ihrer Generation (römische Ziffer) und Position im Stammbaum (arabische Ziffer) durchnummeriert (siehe Abbildung 2).

Patient	III:7	III:3	III:6	II:2	II:1	III:2
	betroffen				nicht betroffen	
Energiezufuhr (kcal/d)	2628,5	3231,1	3325,5	3129,1	3163,3	1737
Abweichung von Empfehlung für entsprechende Körpergröße (%)	29	8	9	17	-5	-33
Kohlenhydratzufuhr (g)	320,3	341,1	539,3	326,1	368,7	323,7
Kohlenhydratzufuhr (%)	48,7	42,2	64,9	41,7	46,6	74,5
Eiweißzufuhr (g)	77,6	107,7	75,2	76,3	114,9	30
Eiweißzufuhr (%)	11,8	13,3	9	9,8	14,5	6,9
Fettzufuhr (g)	115,2	157,3	89,6	156,1	127	35,7
Fettzufuhr (%)	39,4	43,8	24,3	44,9	36,1	18,5

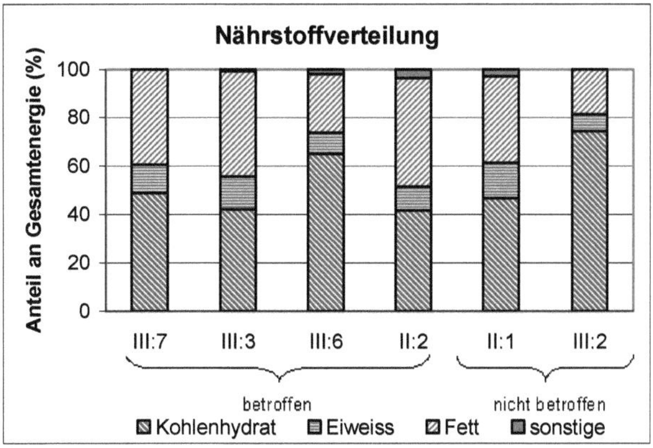

Abbildung 11: Prozentuale Nährstoffverteilung aufgeschlüsselt nach Fett, Eiweiß, Kohlenhydraten und sonstigen Energieträgern bei den untersuchten Familienmitgliedern. Die Personen sind entsprechend ihrer Generation (römische Ziffer) und Position im Stammbaum (arabische Ziffer) durchnummeriert (siehe Abbildung 2).

3.9.2. Gesamtenergiezufuhr

Betrachtet man nun die Gesamtenergiezufuhr und vergleicht diese mit der für die entsprechende Körpergröße empfohlenen Energiezufuhr (Abbildung 12), so findet man folgende Auffälligkeit: Die nicht betroffenen Familienmitglieder (Vater, II:2 und Schwester, III:2) liegen 5 % bzw. 33 % unter der empfohlenen Kalorienzufuhr, während alle betroffenen Familienmitglieder über der für sie empfohlenen Energiezufuhr liegen. Am stärksten nach oben weicht hier die Indexpatientin ab, mit einer um 29 % erhöhten Energiezufuhr, danach kommen die Mutter mit 17 % und die beiden Brüder mit 9 % und 8 % über der empfohlenen Nährstoffmenge bezogen auf die Körpergröße.

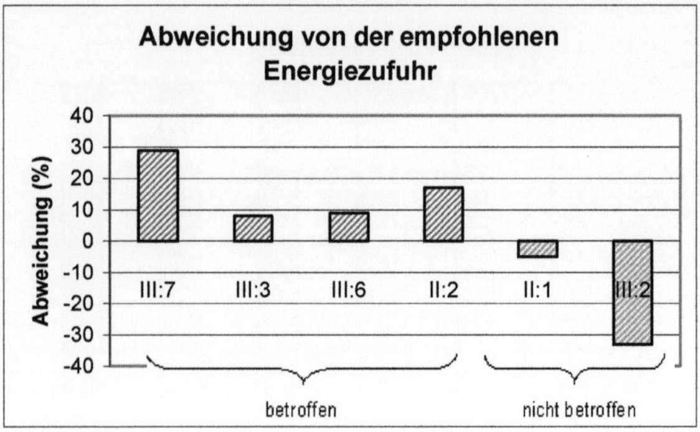

Abbildung 12: Prozentuale Abweichung der Energiezufuhr von der für die entsprechende Körpergröße empfohlenen Energiezufuhr. Die Personen sind entsprechend ihrer Generation (römische Ziffer) und Position im Stammbaum (arabische Ziffer) durchnummeriert (siehe Abbildung 2).

3.9.3 Verteilung der Kohlenhydratzufuhr über den Tag am Beispiel des betroffenen Bruders der Indexpatientin

An dieser Stelle soll nun noch einmal im Detail ein Blick auf die Verteilung der Kohlenhydratzufuhr über den Tag geworfen werden. Dazu wurde beispielhaft das Ernährungsprotokoll des betroffenen Bruders III:6 der Indexpatientin herausgegriffen und für jeden Tag einzeln der genaue Kohlenhydratanteil jeder Mahlzeit ermittelt. Die Abbildung 13-15 zeigen die entsprechende Energie- und Kohlenhydratzufuhr der einzelnen Tage.

Ein erster Blick auf die Abbildung 13 zeigt sofort, dass die Zeitabstände zwischen den Mahlzeiten relativ eng sind und somit sehr regelmäßig für Energiezufuhr gesorgt wird. Zum anderen enthält jede dieser Mahlzeiten einen relativ großen Kohlenhydratanteil oder besteht komplett aus Kohlenhydraten. Das dazugehörende Ernährungsprotokoll zeigt, dass es sich dabei meist um schnell resorbierbare Kohlenhydrate handelt. Die Zwischenmahlzeiten bestehen zum Beispiel vor allem aus zuckerhaltigen Limonaden-Getränken, die auch zu den Hauptmahlzeiten zugeführt wurden, manchmal auch aus Schokoladenpudding oder Banane. Bei den Hauptmahlzeiten überwiegen an Kohlenhydrat-haltigen Nahrungsbestandteilen Kartoffelklöße und Weizenmischbrot am ersten Tag, Pizza, Nudeln und Laugengebäck am zweiten Tag und nochmals Nudeln am dritten Tag.

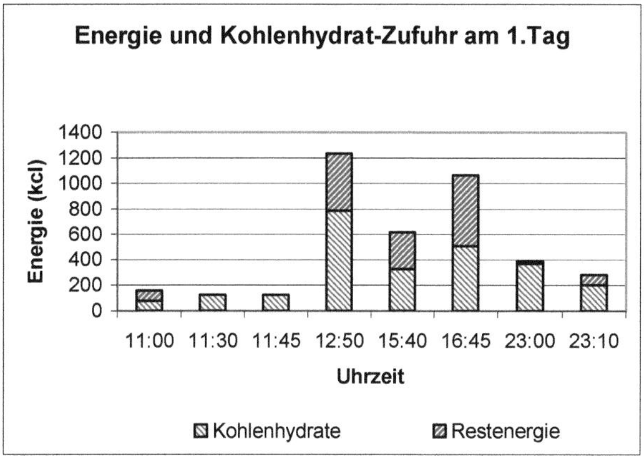

Abbildung 13: Energie- und Kohlenhydrat-Zufuhr zu den jeweiligen Uhrzeiten beim Bruder der Indexpatientin am 1. Tag des Ernährungsprotokolls.

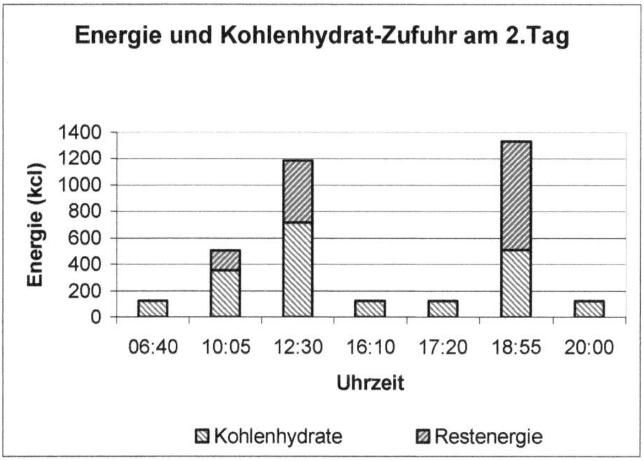

Abbildung 14: Energie- und Kohlenhydrat-Zufuhr zu den jeweiligen Uhrzeiten beim Bruder der Indexpatientin am 2. Tag des Ernährungsprotokolls.

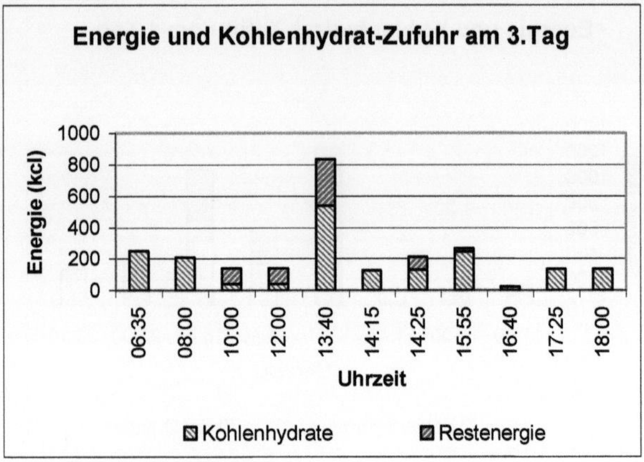

Abbildung 15: Energie- und Kohlenhydrat-Zufuhr zu den jeweiligen Uhrzeiten beim Bruder der Indexpatientin am 3. Tag des Ernährungsprotokolls.

4. Diskussion

In dieser Arbeit wurden eine Patientin (Indexpatientin) mit einer aktivierenden Mutation (G68V) im Glucokinase-Gen und ihre betroffenen Familienangehörigen hinsichtlich des Phänotyps untersucht. Um die gesammelten Informationen und die durchgeführten Tests zur phänotyptischen Charakterisierung der Indexpatientin und ihrer Familie besser diskutieren zu können, sollen die Ergebnisse hier nun vor allem mit den Daten aus der Literatur verglichen werden.

Einschließlich der Mutation, die in dieser Arbeit untersucht wurde, findet man in der Literatur bisher sieben verschiedene aktivierende Mutationen im Glucokinase-Gen, wobei sowohl die Mutation A456V als auch die Mutation W99R jeweils in zwei Familien unabhängig voneinander zu finden waren. Diese Mutationen gehen alle mit der Klinik eines kongenitalen Hyperinsulinismus einher. Daneben gibt es eine weitere Mutation V62M, die zwar in vitro aktivierende Eigenschaften zeigt, aber deren Mutationsträger den Phänotyp der MODY-Patienten aufweisen (Christesen et al., 2004). Letztere Mutation wird daher in den folgenden Vergleich der Patienten mit aktivierender Glucokinase-Mutation nicht mit einbezogen.

Die erste Mutation dieser Art (V455M) wurde 1998 von Glaser et al beschrieben (Glaser et al., 1998). Hier wird von insgesamt fünf Betroffenen berichtet, von denen zwei Patienten genauer untersucht wurden. Es folgte dann 2002 eine Veröffentlichung von Christesen, der bei einem Jungen und seiner Mutter eine aktivierende Mutation (A456V) im Glucokinase-Gen fand (Christesen et al., 2002). Ein Jahr später kamen zwei weitere aktivierende Mutationen (T65I und W99R) hinzu, die von Gloyn et al. veröffentlicht wurden. Auch hier wurden jeweils zwei Familienmitglieder (Indexpatient und Mutter bzw. Indexpatient und Vater) näher untersucht (Gloyn et al., 2003). Nochmals ein Jahr später berichtete dann Cuesta-Munoz von einer fünften Mutation (Y214C) bei einer Patientin, die sehr frühe und starke Symptome zeigte und schließlich mit 29 Jahren an den Folgen der Erkrankung verstarb (Cuesta-Munoz et al., 2004). Zeitgleich erschien die Veröffentlichung von Dullaart et al. (Dullaart et al., 2004) mit einer weiteren Familie, bei der auch die Mutation A456V im Glucokinase-Gen nachgewiesen werden konnte, ähnlich der bereits von Christesen et al. beschriebenen Familie. Bis dahin wurden also zwölf Patienten mit fünf verschiedenen aktivierenden Mutationen im Glucokinase-Gen näher untersucht. Dann folgten die acht Patienten dieser Arbeit mit der neuen G68V-Mutation (Wabitsch et al., 2007). Schließlich konnten im Rahmen einer groß angelegten Studie 108 Kinder mit kongenitalem Hyperinsulinismus, die keine Auffälligkeiten im K_{ATP}-Kanal zeigten, auf eine Mutation im Glucokinase-Gen hin gescreent werden (Christesen et al., 2008). Dabei konnte eine weitere neue aktivierende Mutation S64Y und nochmals ein Patient mit der W99R-Mutation gefunden werden. In beiden Patienten ist die Mutation de novo entstanden. Sechs Jahre nach der ersten Veröffentlichung zu der A456V-Mutation erschien noch eine zweite Arbeit von Christesen et al., die den Stammbaum der betroffenen Familienmitglieder aktuell um zwei Personen erweitert hat, so dass jetzt vier Patienten dieser Familie näher untersucht worden sind (Christesen et al., 2008). Insgesamt sind damit 24 Patienten mit aktivierender Mutation im Glucokinase-Gen in der Literatur ausführlich dokumentiert worden.

Wie Gloyn et al. zeigen konnte, liegen diese aktivierenden Mutationen alle im allosterischen Zentrum des Enzyms (vgl. Abbildung 7) (Gloyn et al., 2005). Daraus folgt ein gemeinsamer „Pathomechanismus": Die durch die Mutation bedingte Aktivitätserhöhung des Enzyms führt zu einer Verschiebung des Schwellenwertes für die Glukose-induzierte Insulinsekretion (GSIR). Gloyn et al. entwickelten ein mathematisches Modell, mit dem man diesen Schwellenwert anhand der kinetischen Charakteristika des jeweiligen mutierten Enzyms berechnen kann (Gloyn et al., 2004). Während der Schwellenwert normal bei etwa 5 mmol/l liegt, kann er bei den Patienten mit aktivierender Glucokinase-Mutation auf bis zu 1,5 mmol/l abfallen. Mit Hilfe dieses Modells können die basalen Glukosespiegel der Patienten relativ genau vorhergesagt werden. Trotzdem kann man damit leider nicht den Schweregrad der Symptomatik der Patienten einschätzen, da der Schwellenwert für die GSIR und die Nüchtern-Blutzuckerspiegel nicht eindeutig mit der Schwere der Erkrankung einhergehen. Außer bei der Patientin mit der Y214C Mutation, die extrem niedrige Blutzuckerspiegel und einen sehr schweren Krankheitsverlauf hatte, passen die Nüchtern-Glukosewerte nicht unbedingt zur Klinik der Patienten.

Da man also bisher keinen Beweis für eine Genotyp-Phänotyp-Korrelation hat, müssen andere, klinische Parameter herangezogen werden, um ein tieferes Verständnis für den Phänotyp dieser Erkrankung zu erlangen. Dazu sind in Tabelle 9 alle verfügbaren klinischen Daten der betroffenen Patienten zusammengestellt. Im Folgenden sollen diese Informationen als Diskussionsgrundlage für die große Variabilität im Phänotyp herangezogen werden. Die besondere Bedeutung dieser Arbeit liegt darin, dass hier erstmals mehrere Patienten einer Familie, die genau dieselbe Mutation tragen, untersucht werden konnten. Damit trägt diese Arbeit dazu bei, eventuelle Gemeinsamkeiten und Unterschiede im Phänotyp weiter herauszuarbeiten.

Die Daten der Tabelle 9 sind den Original-Veröffentlichungen entnommen. In (Christesen et al., 2004) findet sich eine ähnliche Übersicht zu den ersten vier Mutationen (V455M, A456V, T65I, W99R), die teilweise leicht andere und auch weitere Daten enthält, die in den Original-Veröffentlichungen nicht zu finden sind. Die Patienten sind ab hier entsprechend ihrer Mutation mit einer ersten arabischen Ziffer durchnummeriert, dann folgt die Generation (römische Ziffer) und die Position im Stammbaum (zweite arabische Ziffer). Die Mutation G68V, die in dieser Arbeit detailliert untersucht wurde trägt die Ziffer 7, damit wird z.B. die Indexpatientin gemäß Abbildung 2 als 7,III:7 beschrieben.

Nun sollen einige Aspekte, die zur Phänotypisierung der Patienten herangezogen werden können, im Detail abgehandelt werden. Dazu werden die Ergebnisse dieser Arbeit mit den Daten aus der Literatur verglichen und diskutiert:

Tabelle 9: (auf den nächsten drei Seiten) Gegenüberstellung der klinischen Daten zu den verschiedenen Patienten mit aktivierender Mutation im Glucokinase-Gen mit den entsprechenden Daten aus der Literatur. Eine Zeile (über alle drei Seiten der Tabelle) beschreibt die Daten für eine Person. Die Personen sind entsprechend der Mutation (erste arabische Ziffer, entspricht der Veröffentlichungsreihenfolge) und ihrer Generation (römische Ziffer) und Position im Stammbaum (arabische Ziffer) durchnummeriert. Die siebte Mutation ist die in dieser Arbeit beschriebene, die Indexpatientin ist folglich 7,III:7. Alle Daten beziehen sich auf den Zeitpunkt der jeweiligen Veröffentlichung. Die Abkürzungen bedeuten im einzelnen: n.v.=nicht verfügbar, n.b.=nicht bestimmt, BMI: Body Mass Index, SDS: Standardabweichungswert, TG=Triglyzeride, LDL=low density lipoprotein, HDL=high density lipoprotein, Glu=Glukose, EEG=Elektroenzephalogramm, i.v.=intravenös.

Mutation			Alter bei Symptom-beginn	Alter (Jahre)	Ge-schlecht (m/w)	Geburts-gewicht (kg)	BMI (kg/m²)	BMI-SDS	Nüchtern-Blut-Gluko-se (mmol/l)	Plasma-Insulin (pmol/l)
V455M (Glaser 1998)	1,II:3	Patient	31 Jahre	31	m	3,49	28,7		2,5	174
	1,II:2	Schwester	15 Jahre	36	w	n.v.	21,5		2,1	17,4
A456V (1) (Christesen 2002 und 2008)	2,IV:2	Patient	Neugebo-renenalter	14	m	2,40	24,1-34,0		2,5-2,7	206-224
	2,III:3	Mutter	47 Jahre	47	w	3,75	23,3-29,7		2,8-3,5	13-56
	2,III:2	Onkel	frühes Er-wachsenalter	53	m	n.v.	30,0		3,3	n.v.
	2,IV:1	Cousine	23 Jahre	23	w	4,2	29,4-39,7		2,6-3,3	62-89
T65I (Gloyn 2003)	3,III:1	Patient	Neugebo-renenalter	15	m	3,13	17,8		2,3-3,0	56 bzw. 230-323
	3,II:2	Mutter	15 Jahre	>35	w	n.v.	n.v.		2,2	93
W99R (1) (Gloyn 2003)	4,III:1	Patient	Neugebo-renenalter	>2	m	3,08	n.v.		2,0-3,5	29-68
	4,II:2	Vater	asympto-matisch	33	m	n.v.	n.v.		2,8 (will-kürlich)	16
Y214C (Cuesta-Munoz 2004)	5,I:1	Patient	Neugebo-renenalter	29 †	w	4,35	n.v.		0,1-2,6 (will-kürlich)	n.v.
A456V (2) (Dullaart 2004)	6,III:1	Patient	3 Jahre	11	m	n.v.	16,7		0,9-2,1	124-173
	6,II:1	Mutter	n.v.	29	w	n.v.	27,5		1,6	193,0
	6,I:1	Großmutter mütterl.	n.v.	57	w	n.v.	20,3		1,8	21,0
G68V (Wabitsch 2007)	7,III:7	Patient	frühe Kind-heit	8	w	3,66	16,8	0,35	1,6-2,0	45,1-69,4
	7,I:2	Großmutter mütterl.	n.v.	64	w	n.v.	36,3	3,30	n.b.	n.b.
	7,II:2	Mutter	n.v.	40	w	3,24	25,2	1,25	3,0	17,5
	7,III:3	Bruder	frühe Kind-heit	18	m	3,17	20,7	-0,33	2,5	18,0
	7,III:6	Bruder	frühe Kind-heit	15	m	3,77	18,7	-0,49	2,9	24,5
	7,II:5	Tante	n.v.	35	w	n.v.	23,7	0,85	3,3	12,0
	7,III:8	Cousin	frühe Kind-heit	9	m	2,92	12,0	-3,45	3,2	6,3
	7,III:9	Cousine	frühe Kind-heit	7	w	1,87	13,6	-1,37	3,1	7,7
S64Y (Christesen 2008)	8,I:1	Patient	Neugebo-renenalter	17	m	4,3	n.v.		2,0	84,0
W99R (2) (Christesen 2008)	9,I:1	Patient	Neugebo-renenalter	18	m	4	n.v.		2,1	194,3

	Insulin-Sekretion	Lipidprofil	Klinische Symptome	Behandlung und Therapie
1,II:3	reguliert	n.v.	Müdigkeit, Schwäche, Hunger, motorische Unsicherheit	Diazoxid (100-300 mg/d)
1,II:2	reguliert	n.v.	n.v.	Diazoxid (100-300 mg/d)
2,IV:2	reguliert	Fasten:TG: 2,07-2,64 mmol/l	starke neonatale Hypoglykämie: Glukose 0,8 mmol/l; mit 14 Jahren: 3 hypoglykämische Anfälle: Glukose 2,1-2,5 mmol/l	Diazoxid (400-600 mg/d), Thiazide (10-15 mg/d), Octreotid (~40 g/Monat), regelmäßige Mahlzeiten
2,III:3	reguliert	Fasten: HDL 2,27 mmol/l	Neugeborenalter: Zittrigkeit, Zyanose; sonst asymptomatisch bis 47 Jahre, jetzt nach Fasten: postprandiale Krampfanfälle mit Bewusstlosigkeit	Diazoxid (300 mg/d), Thiazid (20 mg/d), später Octreotid (~30 mg/Monat)
2,III:2	n.v.	n.v.	Schwindel, Kopfschmerzen, Unwohlsein, gesteigertes Bedürfnis nach Süßem	n.v.
2,IV:1	reguliert	n.v.	asymptomatisch bis 23 Jahre, jetzt bei unregelmäßiger Nahrungszufuhr Schwindel, Unsicherheit, hypoglykämischer Anfall mit Bewusstseinsstörung	Octreotid (~10 mg/Monat), darunter BMI-Anstieg von 29,6 auf 38,6 kg/m²
3,III:1	n.v.	normal	neonatale Hypoglykämie: Glukose 2,0-2,6 mmol/l, asymptomatisch; mit 15 Jahren: Anfälle	Diazoxid (200 mg/d), regelmäßige Mahlzeiten
3,II:2	n.v.	normal	mit 15 Jahren: Anfälle	Pankreasresektion: geringer Anstieg der Blutglukose, 35 Jahre: Diazoxid
4,III:1	reguliert	normal	neonatale Hypoglykämie: 1,8 mmol/l, Insulin unangemessen hoch	Diazoxid (20 mg/kg/d), Chlorothiazid, Nifedipin
4,II:2	reguliert	normal	außerhalb der Tests: asymptomatisch	keine
5,I:1	reguliert	normal	intrapartale Asphyxie, postnatal: Glu 0,1-2,6 mmol/l, Zyanose, Schüttelfrost, Bewußtlosigkeit, Krämpfe; Kardiomegalie, Hepatomegalie, vermind. Ca und Mg; Entwicklungs-verzögerung, EEG pathol.; schwere mentale Retardierung, Epilepsie	Diazoxid (2 mg/kg/d) erfolglos; mit 6 Monaten: subtotale Pankreasresektion (95%) erfolglos; mit 22 Jahren: Diazoxid (2-5 mg/kg/d), darunter Glukose 0,5-2,4 mmol/l
6,III:1	n.v.	n.v.	Krämpfe (seit Alter von 3 Jahren)	Diazoxid (8 mg/kg/d)
6,II:1	reguliert	n.v.	gelegentliche Krämpfe	nur Diät
6,I:1	reguliert	n.v.	gelegentliche Krämpfe	nur Diät
7,III:7	reguliert	normal	Atemmonitor-Alarm, Zittern, extremes Schreien, Schwitzen, Nahrungsverweigerung, Hypoglykämien bis zu Glu 1,7 mmol/l, drei hypoglykämische Anfälle	Glukose-Monitoring, orale und intestinale Gabe von Kohlenhydraten; Diazoxid, Octreotid
7,I:2	n.b.	LDL: 151, TG: 170 mmol/l	Diabetes seit dem Alter von 42 J., insulinabhängig seit dem Alter von 53 J.	keine
7,II:2	reguliert	normal	extremer Hunger, gelegentlich Schwitzen, Bewusstseinsverlust	Diät
7,III:3	reguliert	normal	extremer Hunger, gelegentlich Schwitzen, unklare Anfälle in der Kindheit, Legasthenie	Diät
7,III:6	reguliert	normal	extremer Hunger, gelegentlich Schwitzen	Diät
7,II:5	reguliert	normal	Lernschwäche, gelegentlich Bewusstseinsverlust	Diät
7,III:8	reguliert	normal	Anfälle, extremer Hunger, Lernschwäche	Diät
7,III:9	reguliert	normal	extremer Hunger	Diät
8,I:1	n.v.	n.v.	n.v.	Diazoxid (10-12 mg/kg/d), ständiger Bedarf
9,I:1	n.v.	n.v.	n.v.	Diazoxid (8-9 mg/kg/d), ständiger Bedarf

	oGTT	Fastentest	Glukagontest	Untersuchung des Pankreas	weitere betroffene Familien-mitglieder
1,II:3	normale Glukose-Toleranz, 3 h: reaktive Hypoglykämie	18-22 h:Glu 2,2 mmol/l, milde Symptomatik, Insulin und C-Peptid unangemessen hoch	n.v.	n.v.	1,I:1 1,III:3 1,III:4
1,II:2	normale Glukose-Toleranz, 3 h: reaktive Hypoglykämie	18-22 h:Glu 2,2 mmol/l, milde Symptomatik, Insulin und C-Peptid unangemessen hoch	n.v.	n.v.	
2,IV:2	2,5 h: reaktive Hypoglykämie (Glu 1,6 mmol/l), schwitzige Hände, überhöhte Insulinantwort	n.v	ausgeprägter Insulinanstieg, normale Glukose-Mobilisation	Computertomographie und Ultraschall: normal	2,II:1
2,III:3	abgeschwächte Insulinantwort	n.v.	moderater Insulinanstieg, normale Glukose-Mobilisation	n.v.	2,II:2
2,III:2	n.v.	n.v.	n.v.	n.v.	
2,IV:1	reaktive Hypoglykämie nach 3,5 h: Glu 1,6 mmol/l, Insulinantwort normal, symptomatisch	19 h: Glu 1,9 mmol/l, C-Peptid 547 pmol/l, symptomatisch	n.v.	n.v.	
3,III:1	n.v.	n.v.	n.v.	n.v.	
3,II:2	n.v.	n.v.	n.v.	normale Histologie	
4,III:1	n.v.	n.v.	n.v.	n.v.	4,I:1
4,II:2	reaktive Hypoglykämie nach 3 h Glu 2,2 mmol/l, Symptome: Hunger, Schwitzen, Insulinwerte n.v.	48 h: Glu 2,7-3,0 mmol/l, Insulin < 10 pmol/l	n.v.	Magnetresonanztomographie: normal	
5,I:1	3 Tests: keine glykämische Antwort, Glukose stets niedrig, am Ende des Tests: 1,0 mmol/l	n.v. *(i.v.-Glukose-Toleranz-Test: ausgeprägte Insulinsekretion, trotz niedriger Glukosewerte, nach 75 min: Glu 1,1 mmol/l, Insulin 24,4 pmol/l)*	2 Tests: Blutglukoseanstieg nach 30 min max. 2,6 mmol/l bzw. 2,5 mmol/l	Histologie: Inselzellen 2,5-fach vergrößert, Zellen mit abnormal großen Kernen vorh.	de novo
6,III:1	n.v.	n.v.	n.v.	n.v.	6,0:1
6,II:1	*hyperglykämischer Clamp-Test: ehöhte Insulin- und C-Peptidwerte*	40 h: Glukose 1,6 mmol/l, Insulin 193 pmol/l	*C-Peptid-Suppressionstest mit 100 mU/kg/h Insulininfusion: C-Peptid erhöht*	n.v.	
6,I:1	*hyperglykämischer Clamp-Test: Insulin- und C-Peptidwerte im Normalbereich*	62 h: Glukose 1,8 mmol/l, Insulin 21pmol/l	*C-Peptid-Suppressionstest mit 100 mU/kg/h Insulininfusion: C-Peptid erhöht*	n.v.	
7,III:7	keine reaktive Hypoglykämie; Insulinsekretion reguliert	3 Tests (15 h): Glu 2,0, 1,6, bzw. 2,0 mmol/l, Insulin 69,4, 45,1 pmol/l bzw. n.v.	Glukoseanstieg von 2,0 mmol/l bis 3,8 mmol/l; nach 90 min: reaktive Hypoglykämie mit Glukose 1,4 mmol/l	kontrovers	7,III:5
7,I:2	n.b.	n.b.	n.b.	n.b.	
7,II:2	Daten siehe Abschnitte 3.7 und 3.8			n.b.	
7,III:3				n.b.	
7,III:6				n.b.	
7,II:5				n.b.	
7,III:8				n.b.	
7,III:9				n.b.	
8,I:1	n.v.	n.v.	n.v.	n.v.	de novo
9,I:1	n.v.	n.v.	n.v.	n.v.	de novo

4.1. Alter bei Symptombeginn und Diagnosestellung

Vergleicht man das Alter der Patienten, bei dem erstmals Symptome auftraten, so sieht man, dass alle Indexpatienten, mit Ausnahme des Patienten 1,II:3 (V455M) schon im Neugeborenenalter bzw. in der frühen Kindheit durch hypoglykämische Symptome auffällig wurden. Wurde die Mutation vererbt (V455M, A456V (1), T65I, W99R (1), A456V (2), G68V), so scheinen die Symptome in der Elterngeneration auf den ersten Blick meist nicht so stark ausgeprägt zu sein und sich erst später bemerkbar zu machen. Auch bei den Familienmitgliedern dieser Arbeit zeigt die Generation der Indexpatientin einen früheren Beginn der Symptome. Gegen eine Aggravation der Symptomatik in den nachfolgenden Generationen sprechen die Daten der Patienten mit de novo Mutationen (Y214C, S64Y und W99R (2)). Hier sieht man bereits in der ersten Generation einen Krankheitsbeginn im Neugeborenenalter. Auch die Patientin 2,IV:1, die in der selben Generation wie der Indexpatient (2,IV:2) mit der ersten A456V-Mutation ist, fällt etwas aus dem Schema, da sie bis zu einem Alter von 23 Jahren ohne Symptome blieb.

So bleibt weiterhin unklar, ob sich die Symptomatik bei Vererbung der Mutation an die nächste Generation verstärkt und auch früher zeigt oder ob es allgemein eine starke Variation bezüglich des Schweregrads und des Beginns der Erkrankung gibt, deren Systematik und Ursache bisher noch nicht erkennbar ist. Klar ist auf jeden Fall, dass sich die Symptomatik sowohl bereits im Neugeborenenalter zeigen kann, andererseits auch bei einigen Patienten jahrelang nicht oder nur latent vorhanden ist und sich dann im Erwachsenenalter plötzlich zeigt.

Auch der Zeitpunkt der Diagnosestellung ist sehr unterschiedlich. Er hängt unter anderem von der Symptomausprägung ab. Die Diagnose der Elterngeneration mit schwacher Symptomatik wurde somit meist erst im Rahmen der Diagnosefindung des Kindes gestellt. Eine andere Ursache für eine zeitliche Verzögerung der Diagnosestellung kann auch dadurch zustande gekommen sein, dass die Hypoglykämie-Symptome nicht richtig erkannt oder zugeordnet worden sind, so z.B. höchstwahrscheinlich bei der Mutter (2,III:3) des Indexpatienten A456V (1), die laut Aufzeichnungen aus dem Neugeborenenalter Episoden mit Zyanose und Zittrigkeit zeigte (Christesen et al., 2004). Eine weitere Begründung mag sein, dass die aktivierenden Mutationen im Glucokinase-Gen insgesamt doch eher selten sind und daher als Differentialdiagnose der Hypoglykämie oft nicht mit in Betracht gezogen werden und früher nicht diagnostiziert werden konnten.

4.2. Geburtsgewicht

Bezüglich des Geburtsgewichtes gibt es folgende Überlegung. Bei Patienten mit einer mütterlich vererbten aktivierenden Mutation im Glucokinase-Gen könnten die niedrigen Blutzuckerspiegel der Mütter und folglich auch die niedrigen Blutzucker des Feten während der Schwangerschaft zu einem geringeren Geburtsgewicht der Kinder führen. In Kombination mit einer erhöhten Glukose-Sensitivität könnte dies auch eine stärker ausgeprägte Hypoglykämie-Symptomatik bei den Kindern verursachen. Christesen et al. berechneten bereits für die mütterlicherseits vererbten Mutation ein durchschnittliches Geburtsgewicht von 2,765 kg (2,IV:2: 2,4 kg; 3,III:1: 3,13 kg) im Vergleich zu 3,276 kg (1,II:3: 3,49 kg, 1;III:3: 3,608 kg, 1,III:4: 2,926 kg, 4,III:1: 3,08 kg) bei Patienten mit einer vom Vater vererbten Mutation (Christesen et al., 2004). Nimmt man nun alle in der Tabelle 9 gesammelten Daten, so kommt man auf neu berechnete Durchschnittswerte für das Geburtsgewicht. Zu den zwei mütterlicherseits vererbten Mutationen kommen sechs weitere Werte von den Patienten mit der G68V-Mutation hinzu und zu den vier oben aufgeführten väterlicherseits vererbten Mutationen kommen die de novo Mutationen Y214C, S64Y und W99R(2) und die vom Vater vererbte Mutation der Patientin 2,IV:1 dazu. Somit ergibt sich nun für das Geburtsgewicht ein neuer durchschnittlicher Wert für die mütterlicherseits vererbten Mutationen von 3,02 kg und für die nicht mütterlicherseits vererbten Mutationen von 3,74 kg.

Auch wenn durch diese neue Berechnung die ursprünglichen Werte deutlich nach oben korrigiert werden müssen, so ist dennoch ein deutlicher Unterschied im Geburtsgewicht von über 700 g zu erkennen. Die obige Hypothese, dass Patienten mit einer aktivierenden Mutation im Glucokinase-Gen, wenn sie die Mutation von der Mutter geerbt haben, mit einem niedrigeren Geburtsgewicht auf die Welt kommen als diejenigen mit de novo Mutationen oder Mutationen, die vom Vater vererbt wurden, scheint sich also zu bestätigen. Analog findet man bei den MODY-2 Patienten, bei denen eine inaktivierende Mutation im Glucokinase-Gen vorliegt einen gegenteiligen Effekt. Hier geht eine Vererbung mütterlicherseits mit einem höheren Geburtsgewicht als bei einer Vererbung väterlicherseits einher (Velho et al., 2000).

4.3. BMI - Insulinspiegel

Als nächstes sollen die BMI-Werte und die dazu gehörigen Insulinspiegel der einzelnen Patienten miteinander verglichen werden. Betrachtet man die ersten beiden Mutation so fällt auf, dass in beiden Fällen die Indexpatienten (1,II:3 und 2,IV:2) einen hohen BMI haben. Gleichzeitig konnten bei ihnen auch hohe Nüchternwerte für das Insulin gemessen werden. Die Schwester (1,II:2) des ersten Indexpatienten ist dagegen normalgewichtig und weist entsprechend deutlich niedrigere Insulinspiegel auf. Auch die Mutter (2,III:3) des zweiten Indexpatienten hatte im Alter von 42 Jahren einen BMI von 23,3 kg/m^2 mit einem dazugehörigen Nüchtern-Insulinwert von 23 pmol/l. In der Familie mit der zweiten A456V-Mutation verhält es sich ähnlich. Der Indexpatient (6,III:1) ist mit einem BMI von 16,7 kg/m^2 (90.-97. P) leicht übergewichtig, ebenso seine Mutter (6,II:1) mit einem BMI von 27,5 kg/m^2. Beide haben erhöhte Nüchtern-Insulinspiegel (124-173 pmol/l bzw. 193 pmol/l), während bei der Großmutter mit einem BMI von 20,3 kg/m^2 nach 40 Stunden Fasten ein Insulinwert von nur 21 pmol/l gemessen werden konnte.

Diese Korrelation zwischen Nüchtern-Insulinspiegeln und BMI wurde in der Literatur bereits diskutiert. So kann jede primäre Form des Hyperinsulinismus zu einer Gewichtszunahme führen. Ursache ist eine vermehrte Nahrungsaufnahme, die wiederum dazu dient, die Blutzuckerspiegel im Normbereich zu halten. Umgekehrt gibt es aber auch die Überlegung, ob nicht das Übergewicht auch Ursache für eine gesteigerte Insulinsekretion sein kann. So wird diskutiert, dass Übergewicht zum einen zu einer Zunahme des Volumens der beta-Zellen im Pankreas führen kann (Christesen et al., 2004) Zum anderen gibt es die Hypothese, dass Faktoren des Fettgewebes die Expression der Glucokinase im Pankreas erhöhen (Christesen et al., 2002). Beide Effekte führen letztendlich zu einer gesteigerten Insulinsekretion.

Berücksichtigt man, dass sich die Nüchtern-Glukosewerte der schlanken und der adipösen Patienten teilweise kaum voneinander unterscheiden (V455M- und A456V (1)-Mutation), muss man bei den adipösen Patienten auch von einer gewissen Insulinresistenz ausgehen, die zusätzlich und primär unabhängig von der Mutation zu einer Erhöhung der Insulinspiegel führt. Dies wiederum kann dann sekundär zu einem weiteren Abfall der Blutglukosespiegel führen (Christesen et al., 2004). Zum Beispiel konnte bei der Patientin 6,II:1 eine Insulinresistenz nicht ausgeschlossen werden. Der Indexpatient mit der T65I-Mutation litt im Alter von 15 Jahren und mit einem BMI von 17,8 kg/m^2 unter hypoglykämischen Anfällen. Dabei war sein Glukosewert 2,3 mmol/l und der Insulinspiegel lag bei 56 pmol/l. Später zeigte er bei Glukosewerten von 3,3-5,8 mmol/l eine gewisse Insulinresistenz mit Insulinspiegeln zwischen 230 und 323 pmol/l, ohne jedoch übergewichtig zu sein.

Bei den Patienten mit der G68V-Mutation sieht es folgendermaßen aus: Die Indexpatientin zeigte im bisherigen Krankheitsverlauf extreme Schwankungen des BMI (siehe Abbildung 5), wobei der zuletzt gemessene Wert bei 20,5 kg/m^2 lag. Die Diazoxid- (Proglicem-) Therapie hatte einen großen Einfluss auf den Gewichtsverlauf der Indexpatientin (siehe Abbildung 6). Bei zuvor adipösem Ernährungszustand (> 97. Perzentile) kam es unter der Proglicem-Therapie zu einer deutlichen Gewichtsabnahme. Mit Reduzierung der Proglicem-Dosis stieg der BMI dann wieder an. Was die Insulinwerte angeht, konnten bei der Indexpatientin im Vergleich zu den anderen Familienmitgliedern geringfügig höhere Nüchternwerte gemessen werden. Sie lagen bei 45,5 pmol/l bzw 69,4 pmol/l.

Die BMI-Werte der anderen Familienmitglieder sind im Einzelnen der Tabelle 9 zu entnehmen. Um die BMI-Werte besser beurteilen zu können, ist bei den Patienten dieser Arbeit zusätzlich der Standard Deviation Score (SDS) des BMI angegeben. Dieser wurde wie in (Wabitsch und Kunze, 2006) angegeben berechnet. Ein SDS-Wert von +1 bzw. -1 entspricht dabei der 84. bzw. 16. Perzentile der Referenzgruppe, ein SDS-Wert von +2 bzw. -2 entspricht der 97,7. bzw. 2,3. Perzentile der Referenzgruppe. Der SDS-Score der Patienten liegt in einem Bereich von -3,45 (7,III:8) bis +1,25 (7,II-2), wenn man die Großmutter nicht berücksichtigt. Alle gemessenen Insulinwerte waren unter 25 pmol/l. Interessant wäre zusätzlich der Insulinwert der Großmutter (7,I:2) gewesen, leider gibt es dazu keine Daten. Bei einem BMI von 36,3 kg/m^2 und gleichzeitigem Vorliegen eines Diabetes mellitus wären hier eher erhöhte Insulinwerte zu erwarten gewesen. Da keiner in dieser Familie, außer die Großmutter, zu der es keinen Insulinwert gibt, vom BMI oder von den Insulinwerten extrem auffällig ist, kann man hier keine eindeutige Aussage zu einer eventuellen Korrelation zwischen BMI und Insulinwert treffen.

Der neuesten Veröffentlichung von Christesen et al. zu der Familie mit der A456V-Mutation sind aktuelle Daten von der Mutter 2,III:3 zu entnehmen. Bei einem aktuellen BMI von 29,7 kg/m^2 lag ihr Nüchternwert für das Insulin bei 13 pmol/l.

Bei vielen anderen in der Literatur aufgeführten Patienten fehlen Angaben zum BMI, so dass diesbezüglich leider keine Aussage gemacht werden kann.

Zusammenfassend lässt sich hier sagen, dass mit den Beobachtungen aus den ersten beiden Mutationen und der zweiten A456V-Mutation und den oben diskutierten Überlegungen eine Korrelation zwischen dem BMI und den Insulinwerten weiterhin plausibel erscheint. Der zusätzliche Vergleich mit den Daten dieser Arbeit hat keinen gegenteiligen Effekt gezeigt. Die Entwicklung der Patientin 2,III:3 spricht gegen eine gute Korrelation, d.h. ein hoher BMI geht nicht immer mit einem erhöhten Insulinspiegel einher. Trotzdem konnten bei mehreren adipösen Patienten mit der aktvivierenden Glucokinase-Mutation (1,II:3; 2,IV:2; 6,III:1; 6,II:1) gleichzeitig hohe Insulinspiegel gemessen werden. Was das angeht ist die Datenlage leider noch immer sehr unvollständig, so dass man hier sicherlich noch weitere Untersuchungen benötigt, um die Hypothese weiter zu bekräftigen.

4.4. Blutfettwerte

Beobachtungen an Tiermodellen haben gezeigt, dass eine vermehrte Glucokinase-Aktivität mit einer Erhöhung der Blutfettwerte einhergehen kann. So schleusten O'Doherty et al. bei Ratten mit Hilfe eines rekombinanten Adenovirus Glucokinase codierende cDNA ein. Die daraus resultierende Überexpression der Glucokinase in der Leber führte zu einer Senkung der Blutglukosespiegel, gleichzeitig aber auch zu einer starken Erhöhung der Triglyzeride und der freien Fettsäuren, während die Cholesterinwerte unverändert blieben (O'Doherty et al., 1999). Andere Versuche mit transgenen Mäusen, die Glucokinase in der Leber überexprimieren, konnten diese Ergebnisse allerdings nicht bestätigen (Magnuson und Kim, 2004, Hariharan et al., 1997).

Mit diesem Hintergrund sollen nun die Blutfettwerte der Patienten mit aktivierender Glucokinase-Mutation betrachtet werden. Der Tabelle 9 ist zu entnehmen, dass bei den Patienten, mit wenigen Ausnahmen, keine großen Veränderungen im Fettstoffwechsel erkennbar sind. Die Großmutter der Indexpatientin dieser Arbeit (7,I:2) hat als einzige deutlich erhöhte Blutfettwerte (Triglyzeride 195,5 mmol/l, LDL-Cholesterin: 3,9 mmol/l). Zudem zeigten die Patienten mit der ersten A456V-Mutation leichte Veränderungen der Blutfettwerte. Der Indexpatient (2,III:1) hatte geringfügig erhöhte Nüchtern-Triglyzerid-Werte von 2,07-2,64 mmol/l (Normalwerte: 0,46-1,86 mmol/l) und die Mutter leicht erhöhte Nüchtern-HDL-Werte von 2,27-2,64 mmol/l (Normalwerte: 0,78-1,74 mmol/l) (Christesen et al., 2002). Alle anderen Patienten hatten, soweit die Daten dazu vorhanden sind, ein normales Lipidprofil.

Zusammenfassend kann man also sagen, dass bei den hier untersuchten Patienten kaum Veränderungen im Fettstoffwechsel zu finden sind. Im Zusammenhang mit einer erhöhten Glucokinase-Aktivität scheinen diese Veränderungen also eher keine bzw. nur eine untergeordnete Rolle zu spielen.

4.5. Symptome und Krankheitsverlauf

Die Tabelle 9 beinhaltet des Weiteren die wesentlichen Symptome und den groben Krankheitsverlauf der Patienten. Die Art und Ausprägung der Symptome sind ähnlich wie der Zeitpunkt, an dem erstmals Symptome auftraten, innerhalb der Gruppe der Patienten sehr verschieden. So reicht das klinische Spektrum von asymptomatisch (z.B. Patient 4,II:2) bis so stark betroffen, dass jegliche Therapieversuche versagten (Patienten 5,I:1 mit der Y214C-Mutation). Dazwischen finden sich mildere Symptome wie z.B. Müdigkeit, Schwäche, Schwitzen und ein ausgeprägtes Hungergefühl unter den Patienten, aber auch schwerwiegendere Symptome wie z.B. Zyanose, hypoglykämische Anfälle und Krämpfe bis hin zur Bewusstlosigkeit.

Sehr interessant ist es nun zu sehen, ob sich diese Unterschiede auch innerhalb einer Familie mit genau derselben Mutation wieder finden lassen. Einen Hinweis darauf zeigten die Beobachtungen, die in der Familie mit der ersten aktivierenden Glucokinase-Mutation gemacht werden konnten. In einem deutlich größeren und genaueren Umfang können diese Beobachtungen nun durch die Ergebnisse dieser Arbeit bestätigt werden. So zeigen die detaillierte Krankengeschichte der Indexpatientin, die in den Abschnitten 2.1, 3.1 und 3.2 dieser Arbeit zu finden ist und die Ergebnisse des Erhebungsbogens (siehe 3.3), der im Wesentlichen die Symptome der Familienangehörigen abfragt, dass diese Unterschiede im Phänotyp tatsächlich auch innerhalb der Familienmitglieder derselben Mutation zu finden sind.

Die Indexpatientin, die den am stärksten ausgeprägten Phänotyp aufweist, ist die einzige Patientin, die so stark betroffen ist, dass sie neben einer diätetischen auch einer medikamentösen Therapie bedarf. Schon in der frühen Kindheit ist sie durch wiederholte Atemmonitor-Aussetzer, Zittern, extremes Schreien und Schwitzen auffällig geworden. Zahlreiche Untersuchungen und Klinikaufenthalte folgten. Es wurden Hypoglykämien mit Glukosewerten von bis zu 1,7 mmol/l gemessen, deren Ursache aber unklar blieb. Die schwierige Ernährungssituation mit Nahrungsverweigerung erforderte dann im Alter von etwa drei Jahren die Anlage einer Nahrungssonde mit kontinuierlicher Kohlenhydratzufuhr. Eine medikamentöse Therapie mit Diazoxid und Somatostatin wurde durchgeführt. Dabei wurde versucht, die Dosis entsprechend der Symptomatik und den Blutzuckerwerten optimal anzupassen. Trotzdem erlitt die Patientin im weiteren Verlauf drei genauer dokumentierte Krampfanfälle. Bis zur Diagnosestellung vergingen weitere Jahre. Im Alter von sieben Jahren konnte schließlich die Mutation G68V im Glucokinase-Gen nachgewiesen werden. Aktuell ist die mittlerweile 11-jährige Patientin mit den

Medikamenten Diazoxid und Somatostatin gut eingestellt und hat darunter relativ stabile Blutzuckerwerte.
Alle betroffenen Familienangehörigen der Indexpatientin zeigen weniger starke Symptome. Fast alle beschreiben ein ausgeprägtes Hungergefühl und behelfen sich über diätetische Maßnahmen selbst. Im Detail sind dies insbesondere regelmäßige Mahlzeiten, die unter anderem das Mitführen von Essen und auch nächtliches Essen beinhalten, wie es im Erhebungsbogen abgefragt wurde. Weitere körperliche und psychische Symptome der Familienangehörigen können in Abschnitt 3.3 nachgelesen werden. Zudem gibt es in der Generation der Indexpatientin noch zwei Kinder mit Ereignissen, die auf zum Teil nicht erkannte hypoglykämische Anfälle zurückgeführt werden könnten. So erlitt auch der ältere Bruder (7,III:3) der Indexpatientin in seiner Kindheit unklare Anfälle. Zudem zeigte er eine ausgeprägte Lese- und Rechtschreibschwäche und Verhaltensauffälligkeiten (siehe Abschnitt 3.3). Auch ein betroffener Cousin der Indexpatientin (7,III:8) erlitt mehrere Anfälle in der frühen Kindheit. Eine Entwicklungsverzögerung erforderte die Einschulung in eine Sonderschule. Neben der Minderbegabung bei einem IQ von 64 zeigte auch dieses Kind Verhaltensauffälligkeiten.

An dieser Stelle kann man spekulieren, inwiefern hier (nicht erkannte) Unterzuckerungszustände für die neurologischen Auffälligkeiten der Kinder mitverantwortlich sind. Es gibt zahlreiche Studien, die die neurologischen Auswirkungen einer unzureichenden Glukoseversorgung des Gehirns im Neugeborenen- und Kindesalter untersucht haben. So beurteilten Menni et al. den neurologischen Befund von 90 Neugeborenen und Kindern mit PHHI (persistierender hyperinsulinämischer Hypoglykämie in der Kindheit). Die Ergebnisse zeigten bei sieben Patienten eine schwere psychomotorische Retardierung. Zwölf Patienten hatten vorübergehende psychomotorische Einschränkungen und 16 Patienten litten an Epilepsie. Der größte Risikofaktor für eine schwere Retardierung und Epilepsie scheint dabei der neonatale Beginn der Symptomatik zu sein (Menni et al., 2001). Gerade in der Neonatalperiode, die unter anderem durch ein schnelles Wachstum des Gehirns gekennzeichnet ist, ist Glukose unabdingbar. Das Gehirn reagiert in dieser Phase besonders empfindlich auf einen Abfall der Glukosespiegel. Daher ist es auch von entscheidender Bedeutung eine Verzögerung der Diagnosestellung zu vermeiden und diese Kinder frühzeitig zu therapieren.

Was den Krankheitsverlauf angeht, so gibt es bei den Patienten mit Mutationen im K_{ATP}-Kanal (SUR1/Kir6.2) die Beobachtung, dass manche Patienten später im Leben an einen Typ2 Diabetes mellitus erkranken (Christesen et al., 2004). Als eine mögliche Ursache dafür wird eine Erschöpfung der beta-Zellen des Pankreas diskutiert. Eine Studie an transgenen Mäusen mit Kir6.2-Mutation und Hyperinsulinismus konnte eine vermehrte Apoptoserate der beta-Zellen nachweisen, was ebenfalls eine Begründung für die Entstehung eines Typ2 Diabetes mellitus darstellen könnte (Miki et al., 1997). Die Frage ist nun, in wie fern dies auch bei Patienten mit einer aktivierenden Mutation im Glucokinase-Gen der Fall sein kann. Der Vater des ersten Indexpatienten entwickelte im Alter von 42 Jahren einen insulinpflichtigen Diabetes mellitus und auch die Großmutter (2,II:1) mütterlicherseits des zweiten Indexpatienten erkrankte mit 71 Jahren an Diabetes mellitus. Wie der aktuellen Veröffentlichung von Christesen et al. zu entnehmen ist, ist diese aber nicht Mutationsträgerin. In der Familie, die in dieser Arbeit untersucht wurde, findet sich auch eine Patientin, die Großmutter (7,I:2) der Indexpatientin, die seit einem Alter von 42 Jahren Diabetes hat. Mit 53 Jahren wurde sie insulinpflichtig. Bei über 24 Patienten mit aktivierender Mutation im Glucokinase-Gen gibt es somit nur zwei Personen, die an Diabetes mellitus erkrankt sind. Ob sich bei diesen Patienten das Entstehen des Diabetes mellitus auf die aktivierende Mutation im Glucokinase-Gen zurückführen lässt oder unabhängig von dieser ist, kann aus der Einzelfallbetrachtung bisher nicht abgeleitet werden. Hier müssen Langzeitstudien folgen, die den weiteren Krankheitsverlauf der Patienten beobachten. Auch mit Hilfe von Tiermodellen könnte man nähere Einblicke in die eventuellen Langzeitfolgen der Mutation auf die beta-Zellen des Pankreas bekommen.

4.6. Behandlung

Entsprechend den großen Unterschieden im Ausprägungsgrad der Symptome besteht bei den Patienten auch sehr unterschiedlicher Therapiebedarf. Während bei den Patienten mit milder Symptomatik diätetische Maßnahmen auszureichen scheinen, sind andere Patienten auf eine medikamentöse Therapie angewiesen. Die meisten dieser Patienten, unter anderem auch die Indexpatientin dieser Arbeit, können erfolgreich mit Diazoxid behandelt werden. Die verabreichte Dosis lag dabei zwischen 100 und 600 mg/d. Zum Teil reichte aber die alleinige Diazoxidgabe nicht aus, so dass zusätzlich Octreotid, Chlorothiazid oder auch Nifedipin verabreicht wurden. Bei einer Patientin (3;II:2) wurde eine Pankreasteilresektion durchgeführt, die einen geringen Anstieg des Blutzuckerspiegels zur Folge hatte. Bei der

Patientin mit der Y214C-Mutation blieben sowohl eine subtotale Pankreasresektion wie auch alle anderen Therapieversuche ohne Erfolg. Bei der Indexpatientin dieser Arbeit wurde zusätzlich zur medikamentösen Therapie eine Duodenalsonde gelegt, die eine kontinuierliche Kohlenhydratzufuhr ermöglichte.

Zusammenfassend lässt sich also sagen, dass Patienten mit aktivierender Mutation im Glucokinase-Gen, wenn sie auf eine medikamentöse Therapie angewiesen sind, sehr gut auf Diazoxid ansprechen. Auch mit der Gabe von Octreotid konnte bei einigen Patienten (2,IV:2, 2,III:3, 2,IV:1 und 7,III:7) gute Erfolge erzielt werden. Allerdings kam es bei der Patientin 2,IV:1 unter der Octreotidtherapie (10 mg/Monat, i.m.) zu einem massivem Anstieg des BMI von 29,6 auf 38,6 kg/m^2. Auch der erneute BMI-Anstieg der Indexpatientin dieser Arbeit (siehe Abbildung 6) könnte mit der damals begonnenen Octreotid (Somatostatin)-Therapie zusammenhängen. Auf der anderen Seite konnte Octreotid aber bei Kindern und Jugendlichen mit hypothalamisch bedingter Adipositas erfolgreich zur Gewichtskontrolle eingesetzt werden (Wabitsch, 2006), was eher gegen eine Octreotid bedingte Gewichtszunahme spricht.

Generell sollte die Indikation zu einer medikamentösen Therapie mit Diazoxid oder Octreotid gerade bei Kindern mit aktivierender Glucokinase-Mutation eher großzügig gestellt werden, um neurologische Schäden aufgrund einer Unterzuckerung des Gehirns zu vermeiden.

Was weitere Therapieoptionen angeht, so gibt es in vitro Untersuchungen an beta-Zellen von Kindern mit Hyperinsulinismus, die viel versprechende Ergebnisse zeigen. So berichten Cosgrove et al. von einem neuen Diazoxid-Analogon BPDZ 154, das potenter als das ursprüngliche Diazoxid ist. Dadurch erhofft man sich zum einen eine Reduktion der Nebenwirkungen wie Flüssigkeitsretention und Hypertrichose. Zum anderen konnte BPDZ 154 in vitro die K_{ATP}-Kanal-Aktivität erhöhen, obwohl die Kinder in vivo zum Teil nicht auf Diazoxid ansprachen. Man geht davon aus, dass es sich hierbei um partielle Defekte des K_{ATP}-Kanals gehandelt hat. Die genaue zugrunde liegende Mutation in den beta-Zellen ist unbekannt. Die Hoffnung ist nun, dass man zumindest einem Teil dieser Kinder, die sonst auf eine Pankreatektomie angewiesen sind, auf diese Weise medikamentös helfen kann (Cosgrove et al., 2002). Neben Diazoxid-Analoga sind auch Somatostatin-Analoga und GLP-1-Antagonisten als weitere potentielle Therapeutika im Gespräch (Stanley, 2002), so dass es hoffentlich bald eine Reihe weiterer Therapieoptionen für die betroffenen Patienten gibt.

4.7. Oraler Glukose-Toleranz-Test

Die Ergebnisse dieser Arbeit zeigen zum einen, dass bei allen betroffenen Familienmitgliedern die Insulinsekretion reguliert erfolgt. Zum anderen trat bei keinem der Patienten eine reaktive Hypoglykämie während des Tests auf (siehe Abschnitt 3.7.). Vergleicht man dazu die Daten aus Tabelle 9 so sieht man, dass auch bei allen anderen betroffenen Personen die Insulinsekretion reguliert erfolgt. Diese Ergebnisse unterstützen also die bisherigen Beobachtungen, dass es sich bei den durch eine aktivierende Mutation im Glucokinase-Gen bedingten Formen des kongenitalen Hyperinsulinismus um eine regulierte Insulinsekretion handelt, während man z.B. bei Mutationen im K_{ATP}-Kanal (SUR1/Kir6.2) permanent hohe, nicht durch Glukosespiegel regulierte Insulinkonzentrationen findet (Gloyn et al., 2003). Dies kann damit erklärt werden, dass bei der aktivierenden Mutation im Glucokinase-Gen nur die Schwelle für die Glukose stimulierte Insulinsekretion (glucose-stimulated insulin release, GSIR) verschoben ist, während bei letzteren der K_{ATP}-Kanal komplett defekt ist und damit ein wichtiger Schritt in der Signalkaskade nicht mehr funktioniert.

Nicht so eindeutig dagegen sind die Ergebnisse bezüglich einer reaktiven Hypoglykämie nach Glukosebelastung. So konnte in dieser Arbeit bei keinem der betroffenen Personen ein Glukosespiegel unter 3,3 mmol/l (60 mg/dl) am Ende des Tests gemessen werden, während in der Literatur bei einigen Patienten sehr wohl eine reaktive Hypoglykämie auftrat, so bei den Personen 1,II:3, 1,II:2, 2,IV:2, 2,IV:1 und 4,II:2. Bei der Patientin mit der Y214C-Mutation kam es bei keinem der drei durchgeführten oGTTs zu einer richtigen glykämischen Antwort, die Glukosespiegel blieben während des gesamten Tests niedrig bei etwa 1,0 mmol/l (18 mg/dl).

Eine Begründung, warum bei den Patienten dieser Arbeit keine reaktive Hypoglykämie im oralen Glukose-Toleranz-Test beobachtet wurde, könnte vielleicht sein, dass die Blutzuckerspiegel nur bis zu zwei Stunden nach Glukoseverabreichung gemessen wurden. Bei allen oben aufgeführten Patienten dagegen trat die reaktive Hypoglykämie erst später, d.h. nach zweieinhalb, drei oder dreieinhalb Stunden auf. So kann nicht ganz ausgeschlossen werden, dass zu einem späteren Zeitpunkt die Blutzuckerwerte der Patienten noch weiter abgefallen sind. Hierfür würde auch sprechen, dass im Rahmen des Glukagontests (siehe Abschnitt 4.8.) einige Familienangehörige und auch die Indexpatientin selbst eine reaktive Hypoglykämie zeigten. Zum sicheren Ausschluss einer reaktiven Hypoglykämie müsste man daher den oGTT bei dieser Familie wiederholen und die Blutzuckerwerte über fünf Stunden dokumentieren.

Christesen et al. berichten in der Familie mit der A456V (1) Mutation das Auftreten von postprandialen hypoglykämischen Anfällen beim Indexpatienten (2,IV:2) und seiner Cousine (2,IV:1). Die postprandialen Blutzuckerwerte beider Patienten waren niedriger als die Glukosewerte nach 19 Stunden Fasten (Christesen et al., 2008).
Die Glukosebelastung im Rahmen des oGTT hat bei den Patienten nicht zu einem hypoglykämischen Anfall geführt. Vielleicht war die Glukosebelastung dafür zu gering. Dennoch war auch bei dem Patienten 4,II:2 der Blutzuckerwert im oGTT drei Stunden nach Glukoseverabreichung niedriger (2,2 mmol/l) als nach 48 Stunden Fasten (2,7-3,0 mmol/l). Passend dazu konnte auch bei der Indexpatientin dieser Arbeit im Glukagontest eine reaktive Hypoglykämie mit einem Abfall des Blutzuckerspiegels auf 1,4 mmol/l gemessen werden. Dieser Wert lag ebenfalls unter dem Nüchtern-Glukosewert von 2,0 mmol/l, bzw. 1,6 mmol/l der nach 15-stündigem Fasten erreicht wurde.
Zusammenfassend zeigen diese Beobachtungen, dass die Zufuhr von schnell verwertbaren Kohlenhydraten „gefährlicher“ sein kann als langes Fasten, denn auch bei längerem Fasten scheinen die Patienten mit aktivierender Mutation im Glucokinase-Gen die Blutzuckerspiegel relativ stabil halten zu können.

4.8. Fastentest

Der in dieser Arbeit durchgeführte Fastentest (siehe Abschnitt 3.8.) umfasste eine 12 bis 17-stündige Fastenperiode. Die niedrigsten Blutzuckerwerte fanden sich bei der Indexpatientin 7,III:7 mit einem Glukosewert von 1,6 mmol/l (29 mg/dl) im Rahmen des zweiten Fastentests. Die anderen betroffenen Familienmitglieder unterschieden sich von den nicht betroffenen durch geringfügig niedrigere Blutglukose-Spiegel von 2,9 bis 3,9 mmol/l im Vergleich zu 4,3 bis 4,9 mmol/l. Bezüglich der Insulinwerte war nur die Indexpatientin auffällig. Bei ihr war aufgrund erhöhter Insulinspiegel als einzige der Quotient aus Insulin und Blutzucker nicht mehr in Normbereich von unter 0,25 mU/l / mg/dl (Mönig, 2005). Bei den anderen Familienangehörigen, die klinisch nicht so auffällig sind und keiner medikamentösen Therapie bedürfen, waren die Insulinspiegel niedrig und entsprechend dem Quotienten adäquat zu den dazugehörigen Glukosespiegeln.

Insofern spiegeln die Ergebnisse des hier durchgeführten Fastentests die eher milde Symptomatik der Familienangehörigen im Vergleich zu der eher ausgeprägten Symptomatik der Indexpatientin wider.

Ein Blick in die Literatur zeigt, dass man bei sechs weiteren Patienten mit aktivierender Mutation im Glucokinase-Gen Berichte über durchgeführte Fastentests findet (vgl Tabelle 9). Die zwei Patienten mit der V455M (1)-Mutation (1,II:3 und 1,II:2) zeigten nach 22 bzw. 18 Stunden erstmals milde hypoglykämische Symptome, die Blutzuckerspiegel lagen entsprechend bei 2,4 mmol/l (43 mg/dl) bzw. 2,5 mmol/l (45 mg/dl). Zu einem späteren Zeitpunkt (nach 25 Stunden bzw. 45 Stunden) waren die Glukosewerte bei beiden Patienten immer noch relativ stabil bei 2,2 mmol/l (40 mg/dl). Die dazugehörigen Insulinspiegel werden lediglich als inadäquat erhöht beschrieben. Bei der Patientin 2,IV:1 wurde nach einem 19-stündiger Fastentest ein Blutzuckerwert von 1,9 mmol/l, ein C-Peptid-Spiegel von 547 pmol/l und eine insgesamt milde Symptomatik festgestellt. Der Patient 4,II:2 mit der W99R (1) Mutation zeigte nach 48 Stunden Fasten Blutzuckerspiegel zwischen 2,7 und 3,0 mmol/l und niedrige Insulinspiegel (< 10 pmol/l). Auch die Patientin 6,I:1 hatte nach 62 Stunden Fasten und bei einem Glukosewert von 1,8 mmol/l einen niedrigen Insulinspiegel von 21 pmol/l. Deren Tochter dagegen, die Patientin 6;II:2, zeigte nach 40-stündigem Fasten und einem Glukosespiegel von 1,6 mmol/l einen Insulinwert von 193 pmol/l.

Es stellt sich die Frage, warum manche Patienten während des Fastens bei niedrigen Blutzuckerwerten sehr hohe und manche dagegen normal niedrige Insulinspiegel aufweisen. Hier ist noch einmal die Korrelation zwischen BMI und Insulinwerten anzusprechen, die bereits in Abschnitt 4.3. diskutiert wurde. So finden sich die erhöhten Insulinwerte vor allem bei den adipöseren Patienten. Bei den Patienten 1,II:3, 6,II:1 und 6,I:1 passen die Insulinwerte im Fastentest zu den angegebenen Nüchtern-Insulinwerten. Bei der Patientin 1,II:2 mit einem BMI von 21,5 kg/m^2 ist dagegen ein Nüchterninsulinwert von 17,4 pmol/l angegeben, im Fastentest werden jedoch unangemessen hohe Insulinspiegel beschrieben. Bei dem Patienten 4,II:2 mit dem niedrigen Insulinwert im Fastentest ist leider kein BMI-Wert verfügbar, bei der Patientin 2,IV:2 fehlt dagegen der Insulinwert im Fastentest. So kann man auch mit Hilfe des Fastentests keine genauere Aussage bezüglich dieser Korrelation treffen.

Auch ein Vergleich von Insulinspiegel und Schweregrad der Symptomatik führt nicht wirklich weiter. In der Familie dieser Arbeit hatte die Patientin mit dem auffälligsten Phänotyp auch die höchsten Insulinspiegel bezogen auf die Glukosewerte, die anderen

Familienmitglieder mit milder Symptomatik hatten dagegen niedrige Insulinspiegel. Passend dazu zeigte auch der Patient 4,II:2, der außerhalb der Tests asymptomatisch war, niedrige Insulinspiegel. Dagegen unterscheiden sich die Patienten 6,II:1 und 6,I:1 nicht hinsichtlich ihrer Symptomatik, sehr wohl aber, was die Höhe ihrer Insulinspiegel angeht. Die Patienten 1,II:3 und 1,II:2 wiederum fallen beide mit erhöhten Insulinwerten im Fastentest auf, unterscheiden sich aber hinsichtlich der Symptomatik.

Man kann also auch nicht eindeutig sagen, dass der Ausprägungsgrad der Symptome und damit auch die Behandlungs- und Therapiebedürftigkeit der Patienten mit der Höhe der Insulinspiegel während des Fastentests korreliert.

Festzuhalten bleibt dennoch, dass alle Patienten, bei denen ein Fastentest durchgeführt wurde, zwar deutlich unter der Norm liegende Glukosewerte hatten, die Blutzuckerspiegel aber auch nach länger andauernden Fastenperioden nicht weiter abfielen. Dies steht im Gegensatz zu den Patienten mit Insulinomen oder mit einem Hyperinsulinismus aufgrund einer Mutationen im K_{ATP}-Kanal (SUR1/Kir6.2), bei denen die Insulinsekretion vom Glukosestoffwechsel entkoppelt ist (Glaser et al., 1998).

4.9. Glukagontest

Betrachtet man zunächst die Glukosewerte, so sprechen die Ergebnisse des Glukagontests in dieser Arbeit (siehe Abschnitt 3.8.) für eine regelrechte Mobilisation der Glykogenreserven. Es kam bei allen betroffenen Familienmitgliedern zu einem Blutglukoseanstieg mit einem Maximum etwa 30 min nach Glukagon-Injektion. Die Kurve der Indexpatientin selbst zeigt einen ähnlichen Verlauf wie die der anderen betroffenen Familienmitglieder, jedoch startet sie bei einem niedrigeren Blutglukose-Ausgangswert und bleibt auch während des gesamten Tests mit den Blutglukosewerten unter denen der anderen Personen. Der Blutzuckerspiegel fiel am Ende des Tests sogar auf 1,4 mmol/l (25 mg/dl) ab, so dass es bei ihr zu einer reaktiven Hypoglykämie kam. Setzt man, wie in Abschnitt 1.1. diskutiert, die Grenze für eine Hypoglykämie bei einem Glukosewert von unter 3,3 mmol/l (60 mg/dl) an, so findet man auch bei den Personen 7,II:2, 7,III:3, 7,III:6, und 7,III:9, aber auch bei der nicht betroffenen Schwester 7,III:2 Glukose-Endwerte im hypoglykämischen Bereich.

Während es also in dieser Arbeit im oGTT nicht zu einer reaktiven Hypoglykämie kam, konnte diese jedoch im Rahmen des Glukagontest bei einigen der betroffenen Familienmitglieder hervorgerufen werden. Bei Patienten mit anderen aktivierenden

Mutationen im Glucokinase-Gen konnten dagegen reaktive Hypoglykämien auch im Rahmen des oGTT (siehe Abschnitt 4.7.) beobachtet werden.

Wertet man nun die Insulinspiegel der Patienten aus, lagen diese bei den betroffenen Familienmitgliedern während des Tests zwischen 2,1 pmol/l (7,III:8, nach 60 min) und 151,2 pmol/l (7,II:5, nach 15 min). Bei den nicht betroffenen lag der höchste Wert bei 249,2 pmol/l (7,III:10, nach 15 min) und somit sogar über dem Maximalwert der betroffenen Patienten, so dass man hier nicht von einer vermehrten Insulinsekretion sprechen kann.

Vergleicht man die Ergebnisse insgesamt mit denen aus der Literatur, findet man bei den zwei Patienten 2,IV:2 und 2,III:3 ebenfalls eine normale Glukose-Mobilisation. Außerdem kam es auch bei der Patientin mit der Y214C-Mutation und dem extrem stark ausgeprägten Phänotyp zu einem Anstieg der Blutzuckerspiegel, jedoch erreichten die Werte zu keinem Zeitpunkt den physiologischen Normbereich. Der Test wurde zweimal durchgeführt, beim ersten Versuch stieg der Blutzucker bis maximal 2,6 mmol/l (46,8 mg/dl) an, beim zweiten bis maximal 2,5 mmol/l (45 mg/dl), jeweils 30 min nach Glukagon-Injektion.
Bei dem Indexpatienten mit der A456V-Mutation (2,IV:2) wurde außerdem eine ausgeprägte Reaktion der beta-Zellen mit einem starken und frühen Anstieg der Insulinwerte (> 1000 pmol/l nach 4 min) beobachtet, während bei der Mutter (2,III:3) mit derselben Mutation nur ein moderater Insulinanstieg gemessen wurde. Bei der Patientin mit der Y214C-Mutation sind keine Angaben zu den Insulinspiegeln gemacht worden.
Da bei den Patienten mit der A456V-Mutation die Glukose- und Insulinwerte zu den Zeitpunkten 0, 2, 4, 6, 8 und 10 min nach Glukagongabe gemessen worden sind und in dieser Arbeit und auch bei der Patientin mit der Y214C-Mutation der erste Messwert nach der Glukagon-Injektion erst nach 15 min erhoben wurde, können die Daten nur bedingt miteinander verglichen werden. Trotzdem lässt sich sagen, dass der Patient 2,IV:2 mit großer Wahrscheinlichkeit bisher der einzige Patient zu sein scheint, der nach Glukagongabe mit so extremen Insulinanstiegen reagiert hat, denn dass bei den Patienten dieser Arbeit Insulinwerte von >1000 pmol/l innerhalb der ersten 10 min aufgetreten sind, ist eher unwahrscheinlich.
Leider fehlen die Daten für die Insulinwerte bei den zwei interessanteren Patienten, 5,I:1 und 7,III:7 mit ausgeprägterem Phänotyp. Was die Glukosewerte angeht, so fand man

bislang bei allen zehn Patienten mit aktivierender Mutation im Glucokinase-Gen, bei denen ein Glukagontest gemacht wurde eine regelrechte Glukosemobilisation.

4.10. Ernährungsprotokoll

In dieser Arbeit wurde bei insgesamt sechs Personen, der Indexpatientin (7,III:7) und ihren direkten Familienangehörigen (Mutationsträger: die Brüder 7,III:3 und 7,III:6 und die Mutter 7,II:2; keine Mutationsträger: die Schwester 7,III:2 und Vater der 7,II:1) ein dreitägiges Ernährungsprotokoll erhoben. Daneben wurden auch im Rahmen eines Erhebungsbogens einige Punkte zum Essverhalten abgefragt (siehe Abschnitt 3.3.).
Aus den Daten des Ernährungsprotokolls wurde zum einen die Gesamtenergiezufuhr der untersuchten Personen bestimmt und zum anderen die genaue Nährstoffverteilung berechnet mit der Fragestellung, ob die betroffenen Familienangehörigen aufgrund ihrer Mutation und den daraus folgenden Veränderungen im Glukosestoffwechsel einen höheren Kohlenhydratanteil in ihrer Ernährung haben. Diese Vermutung konnte soweit nicht bestätigt werden. Die Schwankungen in der Kohlenhydratzufuhr waren innerhalb der Gruppe der betroffenen Familienangehörigen größer, als die Unterschiede zwischen den betroffenen und den nicht betroffenen. Außerdem fand sich bei der nicht betroffenen Schwester (7,III:2) der Indexpatientin der größte Kohlenhydratanteil in der Ernährung.

Was die Gesamtenergiezufuhr der einzelnen Familienmitglieder angeht, so zeigen die Auswertungen des Ernährungsprotokolls Folgendes: Vergleicht man die durchschnittliche Energiezufuhr der einzelnen Personen mit der für sie empfohlenen Energiemenge (bezogen auf ihre Körpergröße), so liegen die betroffenen Familienangehörigen darüber, während die nicht betroffenen Familienangehörigen unter dieser empfohlenen Tagesenergiemenge liegen. Eine mögliche Erklärung hierfür könnte sein, dass die betroffenen Familienmitglieder aufgrund ihrer Mutation und der damit verbundenen niedrigeren Blutzuckerspiegel ein vermehrtes Hungergefühl haben (siehe dazu auch die Auswertung der Ergebnisse aus den Erhebungsbögen, Abschnitt 3.3.) und somit über eine gesteigerte Nahrungsaufnahme auf eine höhere Energiezufuhr kommen. Da keine Messung der sportlichen Aktivität und des Energieverbrauchs im Allgemeinen durchgeführt worden ist, lässt sich anhand der Daten nicht sagen, ob die vermehrte Energiezufuhr auch mit einem erhöhten Kalorienbedarf oder Grundumsatz der betroffenen Personen einhergeht. In diesem Fall würden die Personen trotz einer erhöhten Energiezufuhr auf eine

ausgeglichene Energiebilanz kommen. Im anderen Fall würde eine dauerhaft zu hohe Energiezufuhr zu einer Zunahme des Körpergewichts führen. Bei der Indexpatientin ist aufgrund des Gewichtsverlaufs (vgl. dazu Abschnitt 3.1.) und des aktuellen BMIs eher letzteres zu vermuten, wohingegen, die beiden betroffenen Brüder der Indexpatientin mit ihrem BMI durchaus eher im unteren Normbereich liegen.
Zusätzlich wurde bei einem der betroffenen Brüder (7,III:6) der Indexpatientin die Verteilung der Kohlenhydratzufuhr bzw. der einzelnen Mahlzeiten über den Tag hinweg untersucht. Dazu wurde bei jeder Mahlzeit mit entsprechender Uhrzeitangabe der Kohlenhydratanteil von den restlichen Nährstoffen herausgerechnet. Auffällig sind dabei vor allem zwei Dinge. Zum einen ist zu sehen, dass jede Mahlzeit Kohlenhydrate enthält und zum anderen dass diese Kohlenhydratzufuhr auch in regelmäßigen relativ engen Zeitabständen erfolgt. Beide Gegebenheiten unterstützen die Hypothese, dass hier die durch die Mutation bedingten niedrigeren Blutzuckerspiegel durch ein spezielles Ernährungsverhalten ausgeglichen werden. Diese Beobachtungen stehen auch im Einklang mit den Ergebnissen aus dem Erhebungsbogen (siehe Abschnitt 3.3.), in dem derselbe Patient ein sehr starkes Hungergefühl und ein ausgeprägtes Verlangen nach Süßem angibt und auch das Mitführen von Nahrung und nächtliches Essen bejaht.
Bei diesem Patienten, der nur eine milde Symptomatik zeigt, scheint eine selbst regulierte Diät als Therapie ausreichend zu sein. Gleiches gilt mit hoher Wahrscheinlichkeit auch für die anderen betroffenen Familienmitglieder. Bei der Indexpatientin selbst hat diese Selbstregulation über das Ernährungsverhalten in der Vergangenheit, vor allem in der frühen Kindheit, sehr wahrscheinlich deswegen nicht gegriffen, da bei ihr zum einen die Symptomatik stärker ausgeprägt ist und zum anderen die Unterzuckerungszustände mit Übelkeit und Ekel vor Nahrung einhergingen, was eher zu einem weiteren Abfall der Blutzuckerwerte und damit zu einer Verschlechterung des Zustandes geführt hat.

In der Literatur findet man bezüglich der Ernährungssituation und dem Essverhalten der anderen Patienten mit aktivierender Glucokinase-Mutation keine genauen Angaben. Neben der Indexpatientin dieser Arbeit, bei der die kontinuierliche Kohlenhydratzufuhr neben einer medikamentösen Therapie einen wichtigen Bestandteil der Behandlung darstellt, wird nur bei wenigen Patienten eine regelmäßige Nahrungsaufnahme als Behandlungsbaustein erwähnt (2,IV:2, 3III:1, 6,II:1 und 6,I:1). Allein bei der Familie mit der A456V (1)-Mutation sind noch weitere Angaben zu finden. So berichtete der Patient 2,III,2 von einem gesteigerten Bedürfnis nach Süßem, wie es auch bei den Patienten mit der G68V-Mutation beschrieben wurde. Die Mutter 2,III:3 des Indexpatienten, die jahrelang symptomfrei war erlitt nach einer längeren Fastenperiode hypoglykämische Krampfanfälle und die Cousine 2,IV:1 des Indexpatienten zeigte hypoglykämische Symptome bei unregelmäßiger Nahrungsaufnahme. Veröffentlichungen, in denen das Ernährungsverhalten von Patienten mit aktivierender Mutation im Glucokinase-Gen genauer untersucht worden ist, gibt es bislang nicht.

Da die Ernährung aber ein extrem wichtiger Bestandteil in der Selbstregulation der Blutzuckerspiegel der Patienten ist und bei denjenigen mit weniger stark ausgeprägtem Phänotyp auch die einzige Behandlung, sollte diesem Aspekt in Zukunft mehr Beachtung geschenkt werden.

Den großen Einfluss, den das Ernährungsverhalten auf die Glukosespiegel und auch auf die klinische Symptomatik der Patienten haben kann, zeigen unter anderem die reaktiven bzw. postprandialen Hypoglykämien und hypoglykämischen Attacken wie sie unter anderem in der Familie mit der A456V (1)- Mutation auftraten. Sie sind bereits beschrieben und diskutiert (siehe auch Abschnitt 4.6).

Umgekehrt hat auch die Glukose und das ganze neuroendokrine Glukose-sensitive System Einfluss auf dass Ernährungsverhalten. Der folgende Abschnitt soll an dieser Stelle betonen, wie wichtig die Glukose und das neuroendokrine Glukose-sensitive System für die Regulation der Nahrungsaufnahme und des Körpergewichts sind und wie eine Beeinträchtigung dieses Systems zum Beispiel durch eine veränderte Glucokinase-Aktivität diese Regulation beeinflussen kann.

Wie bereits in der Einleitung erwähnt ist die Glucokinase auch in Glukose-sensitiven Neuronen des Gehirns zu finden. Diese Neuronen reagieren bei einer Veränderung der Glukosespiegel mit einer Erhöhung oder einer Erniedrigung ihrer Aktionspotentialfrequenz. Die Rolle der Glucokinase als Glukosesensor dieser Zellen wird zurzeit in der Literatur diskutiert. Untersuchungen von Kang et al. konnten zeigen, dass eine Aktivierung der Glucokinase mit einem pharmakologischen Aktivator auch eine veränderte Aktionspotentialfrequenz der Neuronen bewirkt (Kang et al., 2006). Dies spricht für eine bedeutende Funktion der Glucokinase in diesen Neuronen. Noch nicht verstanden ist aber zum Beispiel, wie dieses Enzym mit einer Michaeliskonstante K_m für Glukose von 8 – 10 mmol/l auf die physiologischen Glukosekonzentrationen im Gehirn, die zwischen 0,5 - 3,5 mmol/l liegen, reagieren kann (Levin et al., 2004).

Solche Glukose-sensitiven und Glucokinase exprimierenden Neuronen finden sich unter anderem im ventromedialen Hypothalamus und dem Nucleus arcuatus. Da diese Zentren auch bei der Entstehung des Hunger- und Sättigungsgefühls beteiligt sind, könnte eine aktivierende Mutation der Glucokinase zu Veränderungen im Aktionspotential dieser Glukose-sensitiven Neuronen führen und somit auch ein verändertes Ernährungsverhalten zur Folge haben (Levin et al., 2004).

Ein Beispiel hierfür konnten Ritter und Strang durch ihre Versuche an Ratten zeigen. Hier wurde die Glucokinase durch eine geringe Dosis intracerebroventrikulär verabreichtes Alloxan gehemmt. Dies führte zu einer vermehrten Nahrungsaufnahme bei den betroffenen Tieren (Ritter und Strang, 1982). Ferner gibt es zwei verschiedene heterozygote Glucokinase knock-out Mauslinien, die im Vergleich zu den Wild-Typ-Kontrollen eine vermehrte Nahrungsaufnahme zeigten. Da diese vor allem Hypoglykämie assoziiert stattfindet, beruhen Erklärungsversuche hierfür auf einer gesteigerten Sensitivität des Hypothalamus auf eine Hypoglykämie (Yang et al., 2004). Diese Tierversuche konnten also eine vermehrte Nahrungsaufnahme bei verminderter Glucokinase-Aktivität beobachten. Folglich würde man umgekehrt vermuten, dass eine erhöhte Glucokinase-Aktivität mit einer verminderten Nahrungsaufnahme einhergeht. Die Beobachtungen dieser Arbeit zeigen dagegen den gegenteiligen Effekt, in dem das Ernährungsverhalten der Patienten mit der aktivierender Glucokinase-Mutation G68V im Vergleich zu den nicht betroffenen Familienangehörigen eher durch eine gesteigerte Nahrungsaufnahme bzw. Energiezufuhr charakterisiert ist. Diese Beobachtung wäre wiederum mit niedrigeren Blutzuckerspiegeln, bzw. höheren Insulinspiegeln vereinbar steht aber scheinbar im Gegensatz zu den Beobachtungen aus den Tierversuchen.

Generell lässt sich festhalten, dass bei veränderter Glucokinase-Aktivität auch Veränderungen im Ernährungsverhalten zu beobachten sind. Der genaue Zusammenhang bleibt durch die oben beschriebenen zunächst widersprüchlichen Ergebnisse jedoch unklar und spiegelt die komplexe Regulation der Nahrungsaufnahme wider.

4.11. Zusammenfassung und Literaturvergleich

Die Diskussion der Ergebnisse dieser Arbeit im Vergleich mit den bisherigen Daten in der Literatur ist im Folgenden kurz zusammengefasst.

Was das Alter bei Symptombeginn und den Zeitpunkt der Diagnosestellung angeht, so lässt sich bei dieser besonderen Form des kongenitalen Hyperinsulinismus bisher keinerlei Systematik erkennen. Bei den Patienten mit aktivierender Mutation im Glucokinase-Gen kann es, wie zum Beispiel bei der Indexpatientin dieser Arbeit, bereits im

Neugeborenenalter zu einem Beginn der Hypoglykämie-Symptome kommen. Genauso können aber auch erst im späten Erwachsenenalter erste Symptome dieser Erkrankung auftreten. Der Zeitpunkt der Diagnosestellung ist ebenfalls sehr variabel. Er geht zum einen mit dem Schweregrad der Symptomatik einher, ist aber auch abhängig vom Fachwissen des Arztes und den diagnostischen Möglichkeiten, da es sich um ein sehr selten berichtetes und nicht sehr bekanntes Krankheitsbild handelt. Bei vielen der betroffenen Patienten, wie auch bei den Angehörigen der hier untersuchten Indexpatientin fand die Diagnosestellung erst im Rahmen der Diagnoseabklärung der betroffenen Familienangehörigen statt.

Bezüglich des Geburtsgewichtes konnte in dieser Arbeit die Hypothese bekräftig werden, dass Patienten, die die Mutation von der Mutter geerbt haben mit einem niedrigeren Geburtsgewicht auf die Welt kommen, als Patienten mit de novo Mutationen oder vom Vater vererbten Mutationen. So beträgt der in dieser Arbeit neu berechnete durchschnittliche Unterschied des Geburtsgewichtes von acht Patienten mit mütterlicherseits vererbter Mutation im Vergleich zu acht Patienten, bei denen die Mutation nicht von der Mutter übertragen wurde, über 700g.

Als weiterer Aspekt mit Auswirkung auf den Phänotyp wurde eine Korrelation der Insulinspiegel der Patienten mit ihrem BMI diskutiert. Sowohl eine Zunahme des Körpergewichtes aufgrund erhöhter Insulinspiegel als auch umgekehrt eine vermehrte Insulinsekretion aufgrund von Übergewicht sind plausibel. Bei einem Teil der Patienten konnte hier ein positiver Zusammenhang beobachtet werden. Ein weiterer Vergleich der beiden Parameter bei den Patienten dieser Arbeit ergab keine eindeutigen Hinweise in diese Richtung, aber auch keinen gegenteiligen Effekt, so dass hier noch weitere Untersuchungen benötigt werden.

Die hohen Insulinspiegel bei den Patienten gingen nicht unbedingt mit niedrigeren Blutglukosewerten einher, so dass bei einigen Patienten auch unabhängig von der Mutation eine zusätzliche Insulinresistenz diskutiert werden muss.

Eine Erhöhung der Blutfettwerte, wie sie in einigen Tiermodellen mit vermehrter Glucokinase-Aktivität beobachtet werden konnte, kann anhand der zusammengestellten Patientendaten nicht bestätigt werden. Auch die Patienten dieser Arbeit zeigten mit einer Ausnahme ein normales Lipidprofil.

Der Ausprägungsgrad der Symptome und der gesamte Krankheitsverlauf sind bei den verschiedenen Patienten mit aktivierender Glucokinase-Mutation extrem unterschiedlich. Diese Unterschiede findet man auch innerhalb einer Familie, d.h. unter den

Familienmitgliedern mit derselben Mutation. Beispielhaft für eine ausgeprägte Symptomatik und einen eher schweren Krankheitsverlauf steht die in dieser Arbeit ausführlich beschriebene Krankengeschichte der Indexpatientin. Sie wurde bereits in früher Kindheit mit rezidivierenden Hypoglykämien auffällig und benötigte sowohl .eine Duodenalsonde zur kontinuierlichen Zufuhr von Kohlenhydraten als auch eine medikamentöse Therapie unter anderem mit Diazoxid und Somatostatin. Dagegen sind die anderen Familienmitglieder nicht so stark betroffenen und können sich mit diätetischen Maßnahmen weitgehend selber helfen. Schaut man sich alle 24 in der Literatur beschriebenen Patienten mit aktivierender Mutation im Glucokinase-Gen an, so könnte das klinische Spektrum nicht breiter sein. Es reicht von asymptomatisch über milde Symptome wie Müdigkeit, Schwächegefühl und Schwitzen, weiter über schwerwiegendere Symptome wie Zyanose, hypoglykämische Anfälle und Krämpfe bis hin zu so stark ausgeprägten Symptomen, dass jegliche Therapieversuche versagten.

Der Therapiebedarf der Patienten ist entsprechend dem breiten Spektrum der Symptomausprägung ebenfalls sehr unterschiedlich. Während einige Patienten keine Therapie benötigen, behelfen sich viele über dietätische Maßnahmen wie regelmäßige Kohlenhydratzufuhr. Bei schwereren Symptomen ist eine intensivere medikamentöse Therapie sinnvoll. Dabei kommen wie auch bei der Indexpatientin dieser Arbeit vor allem Diazoxid und Somatostatin zum Einsatz. In einzelnen Fällen wurde eine Pankreas-Teilresektion durchgeführt.

Die Frage, ob Patienten mit aktivierender Mutation im Glucokinase-Gen, ähnlich wie die Patienten mit einer Mutation im K_{ATP}-Kanal, aufgrund einer Erschöpfung der beta-Zellen des Pankreas im weiteren Krankheitsverlauf an Typ 2 Diabetes mellitus erkranken können, kann noch nicht zufrieden stellend beantwortet werden. Bisher ist bei zwei der betroffenen Patienten ein Diabetes mellitus beschrieben, ein Zusammenhang mit der Mutation ist jedoch auch bei diesen beiden Fällen nicht gesichert.

Der orale Glukose-Toleranz-Test bei den in dieser Arbeit untersuchten Familienmitgliedern zeigte bei allen Patienten eine regulierte, d.h. von der Glukosekonzentration abhängige Insulinsekretion wie sie auch bei den anderen Patienten mit aktivierender Mutation im Glucokinase-Gen beobachtet werden konnte. Im Gegensatz dazu findet man bei Patienten mit Mutationen im K_{ATP}-Kanal permanent hohe Insulinspiegel.

Von einer reaktiven Hypoglykämie 2,5 bis 3,5 Stunden nach Glukosebelastung wird bei fünf Patienten in der Literatur berichtet. Bei den Familienmitgliedern dieser Arbeit konnte während des oGTTs keine reaktive Hypoglykämie beobachtet werden, jedoch erstreckte sich der Messzeitraum nur über zwei Stunden nach Glukoseverabreichung, so dass ein weiterer Abfall der Glukosewerte bis in den hypoglykämischen Bereich nicht ausgeschlossen werden kann.

Beobachtungen aus dem Fastentest zeigen dagegen in der Regel eher relativ stabile Blutzuckerwerte bei den Patienten mit aktivierender Mutation im Glucokinase-Gen. Die Blutglukosewerte lagen bei den Patienten zwar unter dem Normbereich, jedoch fielen diese auch nach längerer Fastenperiode nicht weiter ab, wie dies zum Beispiel bei Patienten mit Insulinomen beobachtet werden kann. Was die Insulinspiegel während des Fastens angeht, finden sich dazu in der Literatur unterschiedliche Angaben. So werden diese als normal niedrig bis inadäquat hoch beschrieben. Bei dem in dieser Arbeit durchgeführten Fastentest zeigte lediglich die Indexpatientin einen auffälligen Quotienten aus Insulin und Blutzucker, die anderen betroffenen Familienmitglieder hoben sich bezüglich der Insulinspiegel nicht von den nicht betroffenen Familienmitgliedern ab.

Im Glukagontest dieser Arbeit konnte bei allen betroffenen Familienmitgliedern inklusive der Indexpatientin eine regelrechte Mobilisation der Glykogenreserven beobachtet werden. Der Blutzuckeranstieg erreichte etwa 30 min nach Glukagon-Injektion sein Maximum. Am Ende des Tests fielen die Blutzuckerspiegel bei fünf der betroffenen Patienten bis in hypoglykämische Bereiche ab. Eine regelrechte Mobilisation der Glykogenreserven wird auch in der Literatur beschrieben, allerdings findet man nur bei drei Patienten mit aktivierender Mutation im Glucokinase-Gen Angaben zu einem durchgeführten Glukagontest, so dass die Datenlage hierzu bisher noch sehr lückenhaft ist.
Das Auftreten von reaktiven Hypoglykämien im oGTT und die Beobachtungen von postprandialen hypoglykämischen Attacken legen die Vermutung nahe, dass unter anderem eine große Zufuhr von schnell resorbierbaren Kohlenhydraten eine Ursache für die plötzlich auftretenden hypoglykämischen Zustände der Patienten sein könnte. Außerdem sind auch nach längeren Fastenperioden hypoglykämische Krampfanfälle in der Literatur beschrieben, so dass vor allem diese zwei Situationen als auslösende Ursache für hypoglykämische Attacken bei den Patienten mit aktivierender Mutation im Glucokinase-

Gen in Frage kommen, obwohl die Patienten im Fastentest eher stabile Blutzuckerwerte aufwiesen.

Man findet in der Literatur nur wenige Angaben zum Ernährungsverhalten der Patienten mit aktivierender Mutation im Glucokinase-Gen. Bei vier der Patienten ist eine regelmäßige Nahrungsaufnahme als diätetischer Therapiemaßnahme dokumentiert. In einer Familie ist die Rede von gesteigertem Bedürfnis nach Süßem und hypoglykämischen Ereignissen bei unregelmäßiger Nahrungszufuhr bzw. längeren Fastenperioden. Genauere Untersuchungen zum Ernährungsverhalten finden sich in der Literatur bisher nicht.
In dieser Arbeit wurde bei vier betroffenen und zwei nicht betroffenen Familienmitgliedern ein dreitägiges Ernährungsprotokoll durchgeführt. Aus den gesammelten Daten wurden die Gesamtenergiezufuhr und die prozentuale Verteilung der Nährstoffe berechnet. Die Ergebnisse zeigten bei den betroffenen Familienmitglieder im Gegensatz zu den nicht betroffenen eine durchschnittlich höhere Energiezufuhr pro Tag, dagegen fanden sich keine wesentlichen Unterschiede, was die Nährstoffverteilung angeht, insbesondere konnte im Vergleich keine eindeutig vermehrte Zufuhr von Kohlenhydraten bei den betroffenen beobachtet werden. Zusätzlich wurde bei einem der betroffenen Familienangehörigen die zeitliche Verteilung der Mahlzeiten, bzw. der Kohlenhydratzufuhr über den Tag verteilt analysiert. Hierbei fiel auf, dass die Zeitabstände zwischen den einzelnen Kohlenhydrat-Mahlzeiten sehr gering waren. Gleichzeitig berichtet der Patient von einem sehr starken Hungergefühl und ausgeprägtem Verlangen nach Süßem. Man könnte also vermuten, dass dieser Patient durch sein spezielles Ernährungsverhalten Unterzuckerungszustände überwiegend verhindern kann. Ist die Symptomatik stärker ausgeprägt, wie bei der Indexpatientin dieser Arbeit und der Unterzuckerungszustand auch mit Übelkeit und Abneigung gegenüber Nahrung verbunden, so kann diese Selbstregulation nicht greifen.

4.12. Erklärungsversuche für die Variabilität im Phänotyp – komplexe Regulation der Glukose-Homöostase

Wie der Tabelle 9 zu entnehmen ist und auch bereits im Detail diskutiert wurde, stellt man besonders hinsichtlich des Alters bei Symptombeginn, des Schweregrads der Symptomatik, des Krankheitsverlaufs und auch der Therapiebedürftigkeit große Unterschiede bei den Patienten mit aktivierender Mutation im Glucokinase-Gen fest. Wie die Ergebnisse dieser Arbeit zeigen, findet sich diese Variabilität im Phänotyp auch innerhalb einer Familie mit genau derselben Mutation. Im Folgenden sollen verschiedene Erklärungsversuche für diese Variabilität im Phänotyp diskutiert werden.

Die Glukose-Homöostase im Körper ist ein komplex reguliertes System, in dem die Glucokinase zwar einen zentralen Stellenwert einnimmt, aber das auch durch viele andere Faktoren beeinflusst wird. So ist es unzureichend, die Blutglukose-Konzentration und die damit verbundene Symptomatik der Patienten nur auf die Aktivität eines Enzyms zurückzuführen.

Zum einen erfolgt die Regulation des Blutzuckers durch ein komplexes Zusammenspiel vieler verschiedener Hormone unter anderem durch Insulin, Glukagon, Nor-/Adrenalin, GLP-1 und GIP. Bei dieser Regulation sind daher auch viele verschiedene endokrine Organe beteiligt, die nicht alle unter dem Einfluss der Glucokinase stehen. So können Gegenregulations-Mechanismen greifen, die eine Aktivierung der Glucokinase wieder ausgleichen und damit eine Abschwächung der Symptomatik und einen weniger stark ausgeprägten Phänotyp bedingen.

Zum anderen muss man beachten, dass die Glucokinase in vielen verschiedenen Zellen und Organen exprimiert wird. Die bisherigen klinischen Untersuchungen zielten jedoch vor allem darauf ab, die Veränderungen in der Funktion der beta-Zellen des Pankreas zu erfassen und berücksichtigten weniger stark die eventuellen Veränderungen in den anderen Zellen. Tatsächlich gibt es aber eine ganze Reihe an Glucokinase-enthaltenden Zellen, zu denen mindestens gehören: Leberparenchymzellen, Zellen des Pfortadersystems, alpha- und beta-Zellen des Pankreas, entero-endokrine K- und L-Zellen, hypophysäre Zellen, Neurone verschiedener hypothalamischer Kerne, sowie der Tractus solitarius des Vagusnervs und der Raphe-Kern. Zwischen diesen Zellen herrscht ein komplexes Zusammenspiel, das bei weitem noch nicht komplett verstanden ist. Eine stark vereinfachte Schemazeichnung dieses Netzwerks an Glucokinase-enthaltenden Zellen mit ihrem potentiellen Einfluss auf den Blut-Glukose-Spiegel ist in Abbildung 16 dargestellt. Die genauen Interaktionsmechanismen sind nach wie vor nicht vollständig verstanden (Matschinsky et al., 2006).

Auch darf man nicht vergessen, dass die Glucokinase-Aktivität nicht allein durch die Mutation bzw. den Mutationsstatus festgelegt ist, sondern dass viele Vitamine und Hormone Einfluss auf die Genexpression und die Enzymaktivität der Glucokinase haben.

Ein kurzer Einblick in die Regulation der Glucokinase wurde bereits im Abschnitt 1.2. dieser Arbeit gegeben. Weitere Beispiele sollen in diesem Zusammenhang angesprochen werden. Eine gute Übersicht dazu findet sich bei (Fernandez-Mejia und German, 2004). Sowohl Insulin als auch Glukagon, deren Sekretion in den beta- bzw. alpha-Zellen des Pankreas maßgeblich durch die Glucokinase-Aktivität mitbestimmt werden, haben ihrerseits wiederum Einfluss sowohl auf die Glucokinase-Aktivität als auch auf die Genexpression dieses Enzyms. Während Insulin die Enzymaktivität und die Genexpression in der Leber erhöht, zeigt Glukagon den gegenteiligen Effekt. Auch andere Hormone, wie Glucokortikoide, Schilddrüsenhormone, Schwangerschaftshormone und Wachstumshormone haben nachweislich Einfluss auf die Glucokinase-Aktivität oder die Genexpression. Was die Wirkung von Vitaminen angeht, so konnte sowohl für Biotin als auch für Retinsäure ein steigernder Effekt auf die Glucokinase-Aktivitäts und -Expression in den beta-Zellen des Pankreas und in der Leber nachgewiesen werden. Fettsäuren, vor allem in Form von langkettigem Acyl-CoA, können dagegen die Glucokinase-Aktivität in der Leber kompetitiv inhibieren.

Neben Vitaminen und anderen Nahrungsbestandteilen wie zum Beispiel Fettsäuren können aber auch andere Einflüsse „von außen“ auf die Regulation des Blutzuckerspiegels einwirken, so zum Beispiel psychische oder körperliche Anstrengung. Der Einfluss von körperlichem Training auf die Glucokinase-Expression wurde von Koranyi et al. untersucht. Sie fanden heraus, dass körperliches Training einen Abfall der Glucokinase mRNA-Menge in den beta-Zellen des Pankreas zur Folge hat und daher neben einer verbesserten Insulinsensitivität auch zu einer verminderten Insulinsekretion führt (Koranyi et al., 1991).

Mit diesem Hintergrund ist es verständlich, dass sich der Phänotyp bei Patienten mit aktivierender Mutation im Glucokinase-Gen so unterschiedlich verhält.

4.13. Ausblick - weiterführende Untersuchungsmöglichkeiten

Um einen genaueren Einblick in den Phänotyp der Patienten zu bekommen und die Variabilität des Phänotyps besser verstehen und erklären zu können, bieten sich weitere Untersuchungen an. Dabei sollte man in Zukunft zum Beispiel zusätzlich zu den Veränderungen in der beta-Zellen des Pankreas auch den anderen Glucokinase-enthaltenden Organen und Geweben Aufmerksamkeit schenken. Berücksichtigt man die Funktion, die die Glucokinase in diesen anderen Zellen hat, so ergeben sich viele konkrete Ansätze für weitere sinnvolle Untersuchungen in der Zukunft, die im Folgenden kurz vorgestellt werden sollen. Eine vereinfachte schematische Übersicht über die eventuellen

Wirkmechanismen der Glucokinase in den verschiedenen Glucokinase-exprimierenden Zellen, bzw. Organen, mit ihrer jeweiligen potentiellen Wirkung auf den Blutzuckerspiegel ist in Abbildung 16 dargestellt.

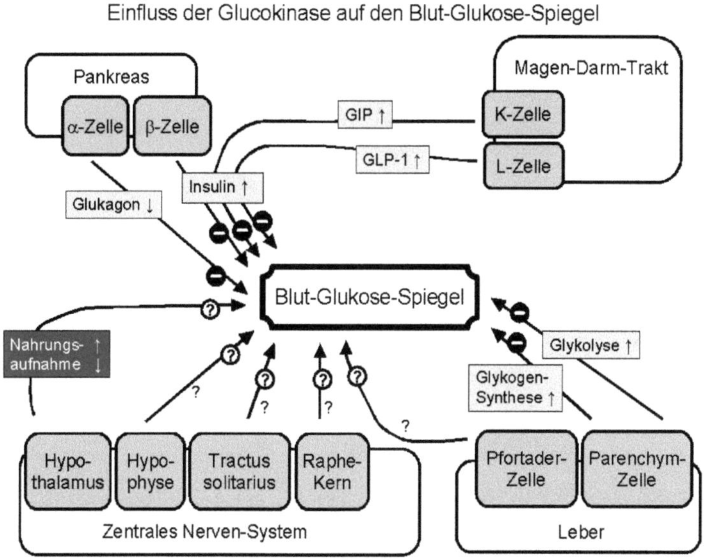

Abbildung 16: Vereinfachte schematische Darstellung der Wirkmechanismen der Glucokinase in den verschiedenen Glucokinase-exprimierenden Zellen, bzw. Organen, mit ihrer jeweiligen potentiellen Wirkung auf den Blut-Glukose-Spiegel; GIP: Glucose-dependent insulinotropic polypeptide, GLP-1: glucagon-like peptide 1.

Als eine weitere Funktion der Glucokinase wird die Beeinflussung der Glukagonsekretion in den alpha-Zellen des Pankreas diskutiert. Hierbei könnte die Glucokinase ebenfalls eine Schlüsselfunktion in der durch Glukose regulierten Glukagonsekretion einnehmen. (Heimberg et al., 1996). Da erhöhte Glukose-Spiegel im Blut zu einer Senkung der Glukagonsekretion in den alpha-Zellen führen und die Glucokinase eine wichtige Rolle bei der Verstoffwechslung der Glukose und der nachfolgenden Signalverarbeitung spielt, könnte man nun vermuten, dass eine vermehrte Aktivität der Glucokinase neben einer vermehrten Insulinsekretion auch zu einer Verringerung der Glukagonsekretion führt. Einen Hinweis hierfür lieferten bereits Wajngot et al. In dieser Arbeit wurden fünf Patienten mit einer Missense Mutation (Glu256Lys) im Glucokinase-Gen hinsichtlich einer Veränderung der Insulin- und der Glukagonsekretion und der Insulinsensitivität untersucht.

Die Ergebnisse zeigten bei den Patienten nicht nur eine abgeschwächte Insulinsekretion, sondern auch Veränderungen in der Insulinsensitivität und der Glukagonsekretion (Wajngot et al., 1994). Ebenso ist es nun auch wahrscheinlich, dass bei Patienten mit einer aktivierenden Mutation im Glucokinase-Gen Veränderungen in der Glukagonsekretion der alpha-Zellen zu finden sind.
Ein oraler Glukose-Toleranz-Test, bei dem zusätzlich zur Messung von Glukose- und Insulinspiegel im Blut auch die Veränderungen der Glukagonkonzentration bestimmt werden, könnte hierbei eventuell weiter helfen.

Die Glucokinase findet sich auch in neuroendokrinen Zellen des Magen-Darm-Trakts (Jetton et al., 1994). Auch hier wird diskutiert, inwiefern dieses Enzym den Zellen als Glukosesensor dient und somit Einfluss auf die Sekretion von GIP und GLP-1 hat (Cheung et al., 2000). Diese Hormone fördern ihrerseits wiederum die Insulinsekretion. Eine vermehrte Glucokinase-Aktivität könnte somit auch eine verstärkte Sekretion von GIP und GLP-1 zur Folge haben, was den postprandialen Insulinspiegel bei diesen Patienten zusätzlich noch erhöhen könnte und eine reaktive Hypoglykämie bedingen könnte.
Um eventuelle Veränderungen in der Sekretion von GIP und GLP-1 herauszufinden müsste man z.B. auch im Rahmen eines oralen Glukose-Toleranz-Tests die Konzentration dieser beiden Hormone zusammen mit Insulin und Glukose messen.

Die durch das Enzym katalysierte Reaktion, die Umsetzung von Glukose zu Glukose-6-Phosphat, hat einen zentralen Stellenwert für die Glykogensynthese und die Glykolyse in der Leber. Beide Vorgänge tragen zu einer Senkung des Blutzuckerspiegels bei. Eine Aktivitätserhöhung des Enzyms könnte somit auch über den Leberstoffwechsel und nicht nur über die beta-Zelle für niedrigere Blutzuckerspiegel der betroffenen Patienten verantwortlich sein. Dass Veränderungen der Glucokinase-Aktivität an sich auch in der Leber zu Stoffwechselveränderungen führen können, konnte bereits Velho et al. mit einer Studie an GCK-MODY Patienten zeigen (Velho et al., 1996). Diese Studie fand heraus, dass die inaktivierende Glucokinase-Mutation bei den Patienten zu einem Defizit in der hepatozellulären Glukosephosphorylierung führte. Mithilfe der ^{13}C Kernmagnetischen Resonanzspektroskopie (NMR-Spektroskopie) konnten Veränderungen im Netto-Glykogengehalt der Leber gemessen werden. Durch zusätzliche Untersuchungen wurde der indirekte Glucokinase-unabhängige Glykogensyntheseweg via Glukoneogenese herausgerechnet, so dass die GCK-MODY Patienten nach den Mahlzeiten eine verringerte Netto-Akkumulation von Glykogen und eine relativ erhöhte Glukoneogeneserate zeigten. Zusammenfassend lässt sich also festhalten, dass bei Glucokinase-Mutationen neben der veränderten beta-Zell-Funktion auch Veränderungen im Leberstoffwechsel für die Pathogenese der Hypo bzw. Hyperglykämie der Patienten mitverantwortlich sein könnten. Sucht man nach Erklärungen für die große Variabilität im Phänotyp der GCK-HI Patienten, muss man diesen Aspekt mit berücksichtigen. Ähnliche Untersuchungen wie die oben aufgeführten wären also auch bei den Patienten mit aktivierender Mutation im Glucokinase-Gen sinnvoll.

Wie bereits in den Abschnitten 1.2. und 4.12. erwähnt ist, kann man die Glucokinase auch in Glukose-sensitiven Neuronen des Gehirns nachweisen, unter anderem im Raphe-Kern, in der Hypophyse, im Tractus solitarius und im Hypothalamus (Matschinsky et al., 2006). Im ventromedialen Hypothalamus und dem Nucleus arcuatus, die bei der Regulation des Hunger- und Sättigungsgefühls beteiligt sind und damit Einfluss auf das Ernährungsverhalten und das Körpergewicht nehmen, wird ebenfalls Glucokinase exprimiert. Versuche an Ratten konnten bereits zeigen, dass eine Inhibierung der Glucokinase eine gesteigerte Nahrungsaufnahme bei den Tieren zur Folge hatte (Ritter und Strang, 1982). Ebenso konnte bei zwei verschiedenen Linien heteroygoter Glucokinase knock-out Mäuse eine vermehrte Nahrungsaufnahme im Vergleich zu den Wild-Typ-Kontrollen beobachtet werden (Yang et al., 2004).

In der vorliegenden Arbeit wurde bereits versucht, mit Hilfe der Erhebungsbögen, die unter anderem Fragen zum Essverhalten beinhalteten und mit der Durchführung und Auswertung der Ernährungsprotokolle diesen Aspekt zu berücksichtigen. Im Gegensatz zu den oben vorgestellten Ergebnissen aus der Literatur, die aus Tiermodellen gewonnen wurden, zeigte sich bei den betroffenen Patienten eine erhöhte Nahrungsaufnahme bei erhöhter Glucokinase-Aktivität. Deswegen sind dringend ergänzende Untersuchungen geboten, um diesen scheinbaren Widerspruch aufzulösen. Es wäre daher sehr interessant, direkt im Gehirn die Stoffwechselaktivität der entsprechenden Glukose-sensitiven Neuronen messen könnten, zum Beispiel mit speziellen PET (Positronen-Emissions-Tomographie)-Untersuchungen.

5. Zusammenfassung

In dieser Arbeit wurde eine Familie mit einer aktivierenden Mutation im Glucokinase-Gen hinsichtlich des Phänotyps untersucht. Diese Mutation gehört zu einer seltenen Form des kongenitalen Hyperinsulinismus. Sie bedingt eine vermehrte Insulinsekretion in der beta-Zelle des Pankreas, die wiederum mit erniedrigten Blutglukosespiegeln einhergeht, so dass die betroffenen Personen durch rezidivierende Hypoglykämien auffällig werden.
Bislang sind in der Literatur nur sehr wenige Fälle mit erhöhter Glucokinase-Aktivität beschrieben. Die klinischen Untersuchungen an diesen Patienten zeigten sehr große Unterschiede unter anderem was die Glukose- und Insulinwerte, den Ausprägungsgrad der Symptome, den Krankheitsverlauf und die Therapiebedürftigkeit der Patienten angeht. Diese Variabilität des Phänotyps kann bisher noch nicht zufrieden stellend erklärt werden.

Ziel dieser Arbeit war es daher, neben der Indexpatientin möglichst viele betroffene Familienmitglieder mit genau derselben aktivierenden Glucokinase-Mutation zu untersuchen, um die Variabilität des Phänotyps auch innerhalb einer Familie erfassen zu können. Zum anderen sollten diese Ergebnisse auch mit den Daten der bisher untersuchten Patienten in der Literatur verglichen und diskutiert werden.
Mit dieser Arbeit ist die Gesamtzahl der untersuchten Patienten von 16 auf 24 gestiegen. Insgesamt sind dadurch repräsentativere Aussagen bezüglich des Phänotyps dieser Patienten möglich. Die Ergebnisse dieser Arbeit tragen damit zum besseren Verständnis des Phänotyps bei, mit dem nahen Ziel eine frühere und leichtere Diagnosestellung zu ermöglichen und mit dem ferneren Ziel geeignete Therapiemöglichkeiten für diese Patienten zu finden.

Dazu wurde die gesamte bisherige Krankengeschichte der Indexpatientin im Detail festgehalten und zusammengefasst. Für alle betroffenen und nicht betroffenen Familienmitglieder wurde ein umfassender Erhebungsbogen erstellt, der neben persönlichen Daten verschiedene Laborparameter, Hypoglykämie-Symptome und Fragen zum Ernährungsverhalten beinhaltete. Des Weiteren wurden klinische Tests mit den entsprechenden Familienmitgliedern durchgeführt und deren Ergebnisse mit den in der Literatur berichteten ausführlich vergleichen.
Um auch einen Einblick in eventuelle Auswirkungen der Mutation auf das Ernährungsverhalten zu bekommen, wurde außerdem bei einem großen Teil der Familie

ein dreitägiges Ernährungsprotokoll erstellt, was in dieser Form noch bei keinem der bisher bekannten Patienten mit aktivierender Mutation im Glucokinase-Gen durchgeführt worden war.

Mit Hilfe all dieser Untersuchungen und Daten konnte der Phänotyp der Patienten mit der G68V-Mutation ausführlich beschrieben werden. Die hier untersuchte Familie mit acht betroffenen Familienmitgliedern stellt die bisher größte Anzahl an untersuchten Patienten derselben Mutation dar und ermöglichte daher eine bisher nicht erreichte Systematik der vergleichenden Auswertung.

Jedoch bleibt anzumerken, dass die Glukose-Homöostase ein sehr komplex reguliertes System darstellt. Dies zeigt sich unter anderem auch in der Komplexizität und Variabilität des Phänotyps den man bei Patienten mit aktivierender Mutation im Glucokinase-Gen findet, so dass es letztendlich weiterhin schwer bleibt, diese heterogene Gruppe an Patienten anhand klinischer Parameter eindeutig zu charakterisieren.

Diese Arbeit hat mit der Erfassung zahlreicher klinischer Daten einen wichtigen Beitrag zur genaueren Charakterisierung dieser Patienten geleistet und wird hoffentlich das Bewusstsein für diese seltene Form des kongenitalen Hyperinsulinsmus schärfen. Schließlich gilt es Patienten mit dieser Mutation rechtzeitig zu diagnostizieren und auch zu therapieren, um vor allem bei ausgeprägtem Phänotyp mit frühem Krankheitsbeginn neurologische Spätschäden aufgrund von rezidivierenden Unterzuckerungszuständen des Gehirns zu vermeiden.

6. Literaturverzeichnis

CHEUNG, A. T., DAYANANDAN, B., LEWIS, J. T., KORBUTT, G. S., RAJOTTE, R. V., BRYER-ASH, M., BOYLAN, M. O., WOLFE, M. M., KIEFFER, T. J. (2000) Glucose-dependent insulin release from genetically engineered K cells. *Science,* 290, S.1959-1962.

CHRISTESEN, H., TRIBBLE, N., MOLVEN, A., SIDDIQUI, J., SANDAL, T., BRUSGAARD, K., ELLARD, S., NJOELSTAD, P., ALM, J., JACOBSEN, B., HUSSAIN, K., GLOYN, A. (2008) Activating glucokinase (GCK) mutations as a cause of medically responsive congenital hyperinsulinism: prevalence in children and characterization of a novel GCK mutation. *Eur J Endocrinol,* 159, S.27-34.

CHRISTESEN, H. B., BRUSGAARD, K., BECK NIELSEN, H., BROCK JACOBSEN, B. (2008) Non-insulinoma persistent hyperinsulinaemic hypoglycaemia caused by an activating glucokinase mutation: hypoglycaemia unawareness and attacks. *Clin Endocrinol (Oxf),* 68, S.747-755.

CHRISTESEN, H. B., HEROLD, K. C., NOORDAM, K., GLOYN, A. (2004) Glucokinase-Linked Hypoglycemia: Clinical Aspects of Activating Glucokinase Mutations. In MATSCHINSKY, F. M., MAGNUSON, M. A. (Eds.) *Glucokinase and Glycemic Disease: From Basics to Novel Therapeutics.* Basel, Karger, S.75-91.

CHRISTESEN, H. B., JACOBSEN, B. B., ODILI, S., BUETTGER, C., CUESTA-MUNOZ, A., HANSEN, T., BRUSGAARD, K., MASSA, O., MAGNUSON, M. A., SHIOTA, C., MATSCHINSKY, F. M., BARBETTI, F. (2002) The second activating glucokinase mutation (A456V): implications for glucose homeostasis and diabetes therapy. *Diabetes,* 51, S.1240-1246.

COSGROVE, K. E., ANTOINE, M. H., LEE, A. T., BARNES, P. D., DE TULLIO, P., CLAYTON, P., MCCLOY, R., DE LONLAY, P., NIHOUL-FEKETE, C., ROBERT, J. J., SAUDUBRAY, J. M., RAHIER, J., LINDLEY, K. J., HUSSAIN, K., AYNSLEY-GREEN, A., PIROTTE, B., LEBRUN, P., DUNNE, M. J. (2002) BPDZ 154 activates adenosine 5'-triphosphate-sensitive potassium channels: in vitro studies using rodent insulin-secreting cells and islets isolated from patients with hyperinsulinism. *J Clin Endocrinol Metab,* 87, S.4860-4868.

CUESTA-MUNOZ, A. L., HUOPIO, H., OTONKOSKI, T., GOMEZ-ZUMAQUERO, J. M., NANTO-SALONEN, K., RAHIER, J., LOPEZ-ENRIQUEZ, S., GARCIA-GIMENO, M. A., SANZ, P., SORIGUER, F. C., LAAKSO, M. (2004) Severe persistent hyperinsulinemic hypoglycemia due to a de novo glucokinase mutation. *Diabetes,* 53, S.2164-2168.

DULLAART, R. P., HOOGENBERG, K., ROUWE, C. W., STULP, B. K. (2004) Family with autosomal dominant hyperinsulinism associated with A456V mutation in the glucokinase gene. *J Intern Med,* 255, S.143-145.

FERNANDEZ-MEJIA, C., GERMAN, M. S. (2004) Regulation of Glucokinase by Vitamins and Hormones. In MATSCHINSKY, F. M., MAGNUSON, M. A. (Eds.) *Glucokinase and Glycemic Disease: From Basics to Novel Therapeutics.* Basel, Karger, S.240-248.

GIURGEA, I., BELLANNE-CHANTELOT, C., RIBEIRO, M., HUBERT, L., SEMPOUX, C., ROBERT, J. J., BLANKENSTEIN, O., HUSSAIN, K., BRUNELLE, F., NIHOUL-FEKETE, C., RAHIER, J., JAUBERT, F., DE LONLAY, P. (2006) Molecular mechanisms of neonatal hyperinsulinism. *Horm Res,* 66, S.289-296.

GLASER, B., KESAVAN, P., HEYMAN, M., DAVIS, E., CUESTA, A., BUCHS, A., STANLEY, C. A., THORNTON, P. S., PERMUTT, M. A., MATSCHINSKY, F. M., HEROLD, K. C. (1998) Familial hyperinsulinism caused by an activating glucokinase mutation. *N Engl J Med,* 338, S.226-230.

GLOYN, A. L., DIATLOFF-ZITO, C., EDGHILL, E. L., BELLANNE-CHANTELOT, C., NIVOT, S., COUTANT, R., ELLARD, S., HATTERSLEY, A. T., ROBERT, J. J. (2006) KCNJ11 activating mutations are associated with developmental delay, epilepsy and neonatal diabetes syndrome and other neurological features. *Eur J Hum Genet,* 14, S.824-830.

GLOYN, A. L., NOORDAM, K., WILLEMSEN, M. A., ELLARD, S., LAM, W. W., CAMPBELL, I. W., MIDGLEY, P., SHIOTA, C., BUETTGER, C., MAGNUSON, M. A., MATSCHINSKY, F. M., HATTERSLEY, A. T. (2003) Insights into the biochemical and genetic basis of glucokinase activation from naturally occurring hypoglycemia mutations. *Diabetes,* 52, S.2433-2440.

GLOYN, A. L., ODILI, S., BUETTGER, C., NJOLSTAD, P. R., SHIOTA, C., MAGNUSON, M. A., MATSCHINSKY, F. M. (2004) Glucokinase and the Regulation of Blood Sugar. In MATSCHINSKY, F. M., MAGNUSON, M. A. (Eds.) *Glucokinase and Glycemic Disease: From Basics to Novel Therapeutics.* Basel, Karger, S.92-109.

GLOYN, A. L., ODILI, S., ZELENT, D., BUETTGER, C., CASTLEDEN, H. A., STEELE, A. M., STRIDE, A., SHIOTA, C., MAGNUSON, M. A., LORINI, R., D'ANNUNZIO, G., STANLEY, C. A., KWAGH, J., VAN SCHAFTINGEN, E., VEIGA-DA-CUNHA, M., BARBETTI, F., DUNTEN, P., HAN, Y., GRIMSBY, J., TAUB, R., ELLARD, S., HATTERSLEY, A. T., MATSCHINSKY, F. M. (2005) Insights into the structure and regulation of glucokinase from a novel mutation (V62M), which causes maturity-onset diabetes of the young. *J Biol Chem,* 280, S.14105-14113.

GRIMSBY, J., SARABU, R., CORBETT, W. L., HAYNES, N. E., BIZZARRO, F. T., COFFEY, J. W., GUERTIN, K. R., HILLIARD, D. W., KESTER, R. F., MAHANEY, P. E., MARCUS, L., QI, L., SPENCE, C. L., TENGI, J., MAGNUSON, M. A., CHU, C. A., DVOROZNIAK, M. T., MATSCHINSKY, F. M., GRIPPO, J. F. (2003) Allosteric activators of glucokinase: potential role in diabetes therapy. *Science,* 301, S.370-373.

HARIHARAN, N., FARRELLY, D., HAGAN, D., HILLYER, D., ARBEENY, C., SABRAH, T., TRELOAR, A., BROWN, K., KALINOWSKI, S., MOOKHTIAR, K. (1997) Expression of human hepatic glucokinase in transgenic mice liver results in decreased glucose levels and reduced body weight. *Diabetes,* 46, S.11-16.

HEIMBERG, H., DE VOS, A., MOENS, K., QUARTIER, E., BOUWENS, L., PIPELEERS, D., VAN SCHAFTINGEN, E., MADSEN, O., SCHUIT, F. (1996) The glucose sensor protein glucokinase is expressed in glucagon-producing alpha-cells. *Proc Natl Acad Sci U S A,* 93, S.7036-7041.

HORN, R. S. (2008) Medbio.info. *www.medbio.info*, S.37.

IYNEDJIAN, P. B. (2004) Molecular Biology of Glucokinase Regulation. In MATSCHINSKY, F. M., MAGNUSON, M. A. (Eds.) *Glucokinase and Glycemic Disease: From Basics to Novel Therapeutics.* Basel, Karger, S.155-168.

JETTON, T. L., LIANG, Y., PETTEPHER, C. C., ZIMMERMAN, E. C., COX, F. G., HORVATH, K., MATSCHINSKY, F. M., MAGNUSON, M. A. (1994) Analysis of upstream glucokinase promoter activity in transgenic mice and identification of glucokinase in rare neuroendocrine cells in the brain and gut. *J Biol Chem,* 269, S.3641-3654.

KAMATA, K., MITSUYA, M., NISHIMURA, T., EIKI, J., NAGATA, Y. (2004) Structural basis for allosteric regulation of the monomeric allosteric enzyme human glucokinase. *Structure,* 12, S.429-438.

KANG, L., DUNN-MEYNELL, A. A., ROUTH, V. H., GASPERS, L. D., NAGATA, Y., NISHIMURA, T., EIKI, J., ZHANG, B. B., LEVIN, B. E. (2006) Glucokinase is a critical regulator of ventromedial hypothalamic neuronal glucosensing. *Diabetes,* 55, S.412-420.

KIM, K., SHELTON, K. D., LINDNER, J., ZELENT, D., COLLINS, H. W., MATSCHINSKY, F. M., MAGNUSON, M. A. (2005) Analysis of New Mouse Models of PHHI-GK and MODY-GK, Generated Via Introduction of Point Mutations into Glucokinase by Gene Targeting, Reveals Unexpected Hepatic Adaptions. *Annual Meeting of the American Diabetes Association.* San Diego.

KORANYI, L. I., BOUREY, R. E., SLENTZ, C. A., HOLLOSZY, J. O., PERMUTT, M. A. (1991) Coordinate reduction of rat pancreatic islet glucokinase and proinsulin mRNA by exercise training. *Diabetes,* 40, S.401-404.

KROMEYER-HAUSCHILD, K., WABITSCH, M., KUNZE, D., GELLER, F., GEIß, H. C., HESSE, V., VON HIPPEL, A., JAEGER, U., JOHNSEN, D., KORTE, W., MENNER, K., MÜLLER, G., MÜLLER, J. M., NIEMANN-PILATUS, A., REMER, T., SCHAEFER, F., WITTCHEN, H. U., ZABRANSKY, S., ZELLNER, K., ZIEGLER, A., HEBEBRAND, J. (2001) Perzentile für den Body-mass-Index für das Kindes- und Jugendalter unter Heranziehung verschiedener deutscher Stichproben. *Monatsschrift Kinderheilkunde,* 149, S.807-818.

LEVIN, B. E., ROUTH, V. H., SANDERS, N., KANG, L., DUNN-MEYNELL, A. A. (2004) Anatomy, Physiology and Regulation of Glucokinase as a Brain Glucosensor. In MATSCHINSKY, F. M., MAGNUSON, M. A. (Eds.) *Glucokinase and Glycemic Disease: From Basics to Novel Therapeutics.* Basel, Karger, S.301-312.

MAGNUSON, M. A., KIM, K. (2004) Mouse Models of Altered Glucokinase Gene Expression. In MATSCHINSKY, F. M., MAGNUSON, M. A. (Eds.) *Glucokinase and Glycemic Disease: From Basics to Novel Therapeutics.* Basel, Karger, S.289-300.

MATSCHINSKY, F. M., MAGNUSON, M. A., ZELENT, D., JETTON, T. L., DOLIBA, N., HAN, Y., TAUB, R., GRIMSBY, J. (2006) The network of glucokinase-expressing cells in glucose homeostasis and the potential of glucokinase activators for diabetes therapy. *Diabetes,* 55, S.1-12.

MEISSNER, T., MAYATEPEK, E. (2005) Kongenitaler Hyperinsulinismus. *Monatsschrift Kinderheilkunde,* V153, S.483-494.

MEISSNER, T., WENDEL, U., BURGARD, P., SCHAETZLE, S., MAYATEPEK, E. (2003) Long-term follow-up of 114 patients with congenital hyperinsulinism. *Eur J Endocrinol,* 149, S.43-51.

MENNI, F., DE LONLAY, P., SEVIN, C., TOUATI, G., PEIGNE, C., BARBIER, V., NIHOUL-FEKETE, C., SAUDUBRAY, J. M., ROBERT, J. J. (2001) Neurologic outcomes of 90 neonates and infants with persistent hyperinsulinemic hypoglycemia. *Pediatrics,* 107, S.476-479.

MIKI, T., TASHIRO, F., IWANAGA, T., NAGASHIMA, K., YOSHITOMI, H., AIHARA, H., NITTA, Y., GONOI, T., INAGAKI, N., MIYAZAKI, J., SEINO, S. (1997) Abnormalities of pancreatic islets by targeted expression of a dominant-negative KATP channel. *Proc Natl Acad Sci U S A,* 94, S.11969-11973.

MÖNIG, H. (2005) Hungerversuch. In PARTSCH, C.-J., SIPPELL, W. G., MÖNIG, H. (Eds.) *Endokrinologische Funktionsdiagnostik.* 5 ed. Kiel, Schmidt & Klaunig, S.72-73.

O'DOHERTY, R. M., LEHMAN, D. L., TELEMAQUE-POTTS, S., NEWGARD, C. B. (1999) Metabolic impact of glucokinase overexpression in liver: lowering of blood glucose in fed rats is accompanied by hyperlipidemia. *Diabetes,* 48, S.2022-2027.

PILKIS, S. J. (1968) Identification of human hepatic glucokinase and some properties of the enzyme. *Proc Soc Exp Biol Med,* 129, S.681-684.

PROKS, P., ARNOLD, A. L., BRUINING, J., GIRARD, C., FLANAGAN, S. E., LARKIN, B., COLCLOUGH, K., HATTERSLEY, A. T., ASHCROFT, F. M., ELLARD, S. (2006) A heterozygous activating mutation in the sulphonylurea receptor SUR1 (ABCC8) causes neonatal diabetes. *Hum Mol Genet,* 15, S.1793-1800.

RIBEIRO, M. J., DE LONLAY, P., DELZESCAUX, T., BODDAERT, N., JAUBERT, F., BOURGEOIS, S., DOLLE, F., NIHOUL-FEKETE, C., SYROTA, A., BRUNELLE, F. (2005) Characterization of hyperinsulinism in infancy assessed with PET and 18F-fluoro-L-DOPA. *J Nucl Med,* 46, S.560-566.

RITTER, S., STRANG, M. (1982) Fourth ventricular alloxan injection causes feeding but not hyperglycemia in rats. *Brain Res,* 249, S.198-201.

SPERLING, M. A., MENON, R. K. (2004) Differential diagnosis and management of neonatal hypoglycemia. *Pediatr Clin North Am,* 51, S.703-723.

STANLEY, C. A. (2002) Advances in diagnosis and treatment of hyperinsulinism in infants and children. *J Clin Endocrinol Metab,* 87, S.4857-4859.

STANLEY, C. A. (2003) Hypoglycemia. In RADOVICK, S., MACGILLIVRAY, M. H. (Eds.) *Pediatric Endocrinology: A Practical Clinical Guide.* Totowa, New Jersey, Humana Press, S.511-522.

STANLEY, C. A., BAKER, L. (1999) The causes of neonatal hypoglycemia. *N Engl J Med,* 340, S.1200-1201.

VELHO, G., HATTERSLEY, A. T., FROGUEL, P. (2000) Maternal diabetes alters birth weight in glucokinase-deficient (MODY2) kindred but has no influence on adult weight, height, insulin secretion or insulin sensitivity. *Diabetologia,* 43, S.1060-1063.

VELHO, G., PETERSEN, K. F., PERSEGHIN, G., HWANG, J. H., ROTHMAN, D. L., PUEYO, M. E., CLINE, G. W., FROGUEL, P., SHULMAN, G. I. (1996) Impaired hepatic glycogen synthesis in glucokinase-deficient (MODY-2) subjects. *J Clin Invest,* 98, S.1755-1761.

WABITSCH, M. (2006) Medikamente. In REINEHR, T., WABITSCH, M. (Eds.) *Adipositas in praxi: Multimodale Konzepte für das Kindes- und Jugendalter.* München, Hans Marseille Verlag, S.117-122.

WABITSCH, M., KUNZE, D. (2006) Leitlinien der Arbeitsgemeinschaft Adipositas im Kindes- und Jugendalter. *http://www.a-g-a.de.*

WABITSCH, M., LAHR, G., VAN DE BUNT, M., MARCHANT, C., LINDNER, M., VON PUTTKAMER, J., FENEBERG, A., DEBATIN, K. M., KLEIN, R., ELLARD, S., CLARK, A., GLOYN, A. L. (2007) Heterogeneity in disease severity in a family with a novel G68V GCK activating mutation causing persistent hyperinsulinaemic hypoglycaemia of infancy. *Diabet Med,* 24, S.1393-1399.

WAJNGOT, A., ALVARSSON, M., GLASER, A., EFENDIC, S., LUTHMAN, H., GRILL, V. (1994) Glucose potentiation of arginine-induced insulin secretion is impaired in subjects with a glucokinase Glu256Lys mutation. *Diabetes,* 43, S.1402-1406.

YANG, X., FUNABASHI, T., KOW, L., MOBBS, C. V. (2004) A Glucokinase/AP-1 Glucose Transduction Mechanism in the Ventromedial Hypothalamic Satiety Center. In MATSCHINSKY, F. M., MAGNUSON, M. A. (Eds.) *Glucokinase and Glycemic Disease: From Basics to Novel Therapeutics.* Basel, Karger, S.313-326.

Anhang

A.1. Erhebungsbogen

Name	Vorname	Geschlecht
Geburtsdatum	Alter	
Verwandtschaftsgrad zur Indexpatientin		
Gewicht (kg)	Größe (cm)	BMI (kg/m²)
Gewicht (SDS)	Größe (SDS)	BMI (SDS)
<u>Begleiterkrankungen:</u>		
Diabetes mellitus	Schlaganfall	Gicht
Dyslipidämie	Herzinfarkt	
Hypertonus	KHK	
sonstige:		
<u>Medikamente:</u>		
<u>Ausbildungsstand (max.)</u>		
Beruf		
psychologische Tests		
<u>Geburtsdaten:</u>		
Gewicht (g)	Länge (cm)	Kopfumfang (cm)
SSW	APGAR	
postnatale Auffälligkeiten		
schlechtes Trinkverhalten an der Brust		

Labordaten:				
Mutationsstatus				
Nüchternwerte:	Glucose		Insulin	
	Proinsulin		C-Peptid	
	FFS		TG	
	LDL		HDL	
	Cholesterin			
Ernährungsverhalten:				
Häufigkeit der Mahlzeiten			Hyperphagie	
Verhältnis "normales" Essen zu Süßigkeiten				

	gar nicht	selten	oft	sehr oft
Verlangen nach Süßem				
starkes Hungergefühl				
nächtliches Essen				
Mitführen von Essen				
Übelkeit vor dem Essen				
Hypoglykämiesymptome:				
körperliche				
Schwitzen				
Tachykardie				
Bradykardie				
Zittern				
Müdigkeit				
Krampfanfälle				
Synkopen				
Kopfschmerzen				
Schlafstörungen				
psychische				
Unruhe				
Angst				
agressives Verhalten				

Schwangerschaften:		
Zahl der SS	Aborte	Kindstod
pro Schwangerschaft:		
Hyperemesis		
Gestationsdiabetes	Heißhunger	
Krampfanfälle	Hochdruck	Proteinurie
Kindsunruhe	Ödeme	
intrauterine Wachstums-retardierung		
vorzeitige Wehen		
Infektionen (TORCH)	Makrosomie	
sonstige Probleme	Nikotin	Alkohol
Medikamente		
Art der Geburt (falls Sectio, warum?)		

A.2. Ernährungsprotokoll

Wann? (Uhrzeit)	**Wo?** (Ort)	**Was?** (Gefäß / Lebensmittel bzw. Getränk, Medikamte, Nährstoffe...)	**Wieviel?** (g)	**Rest** (g)	**Blutzucker** (mg/dl)

B.1. Oraler Glukose-Toleranz-Test

Tabelle B.1.1: Oraler Glukose-Toleranz-Test: Darstellung der Blutglukose- (BG), Insulin-, C-Peptid- und Proinsulin-Werte der betroffenen Familienmitglieder zu den Zeitpunkten 0, 30, 60, 90 und 120 min nach Glukosegabe Die Werte der Indexpatientin stammen aus dem Test vom November 2004 (siehe Abschnitt 2.1.3.); n.b. = nicht bestimmt, n.v. = nicht verfügbar. Die Personen sind entsprechend ihrer Generation (römische Ziffer) und Position im Stammbaum (arabische Ziffer) durchnummeriert.

II:2					
Zeit [min]	**0'**	**30'**	**60'**	**90'**	**120'**
BG [mmol/l]	3,4	3,3	5,0	3,9	4,0
Insulin [pmol/l]	39,2	251,3	422,8	149,1	150,5
C-Peptid [µg/l]	1,9	5,8	8,9	7,3	6,1
Proinsulin [pmol/l]	2	5,2	9,9	12,3	11,9
II:5					
Zeit [min]	**0'**	**30'**	**60'**	**90'**	**120'**
BG [mmol/l]	4,2	6,1	4,3	4,6	4,5
Insulin [pmol/l]	51,8	445,2	84,7	108,5	180,6
C-Peptid [µg/l]	2,3	9,2	6,1	5,8	7,3
Proinsulin [pmol/l]	n.b.	n.b.	n.b.	n.b.	n.b.
III:3					
Zeit [min]	**0'**	**30'**	**60'**	**90'**	**120'**
BG [mmol/l]	3,3	6,2	9,6	7,5	5,6
Insulin [pmol/l]	38,5	261,8	773,5	624,4	382,9
C-Peptid [µg/l]	1,7	5,4	11,7	11,7	9,1
Proinsulin [pmol/l]	2,8	8,6	24,2	32,2	30,0
III:6					
Zeit [min]	**0'**	**30'**	**60'**	**90'**	**120'**
BG [mmol/l]	3,3	4,2	4,7	3,8	3,8
Insulin [pmol/l]	10,5	220,5	232,4	118,3	79,1
C-Peptid [µg/l]	1,5	5,1	5,3	4,7	3,5
Proinsulin [pmol/l]	2,4	5,1	7,9	11,7	11,7
III:7					
Zeit [min]	**0'**	**30'**	**60'**	**90'**	**120'**
BG [mmol/l]	3,3	6,0	5,1	4,8	5,4
Insulin [pmol/l]	29,1	320,0	156,8	240,8	297,0
C-Peptid [ug/l]	1,5	6,6	6,6	5,8	7,2
Proinsulin [ug/l]	6,9	10,1	11,4	18,8	17,4
III:8					
Zeit [min]	**0'**	**30'**	**60'**	**90'**	**120'**
BG [mmol/l]	3,8	7,0	4,7	5,3	3,9
Insulin [pmol/l]	37,1	381,5	124,6	287,7	108,5
C-Peptid [µg/l]	1,3	7,4	5,0	6,5	4,7
Proinsulin [pmol/l]	n.b.	n.b.	n.b.	n.b.	n.b.

III:9					
Zeit [min]	**0'**	**30'**	**60'**	**90'**	**120'**
BG [mmol/l]	4,0	4,3	5,0	5,1	5,1
Insulin [pmol/l]	44,1	95,9	194,6	135,8	161,7
C-Peptid [µg/l]	2,1	5,6	5,3	5,6	5,3
Proinsulin [pmol/l]	n.b.	n.b.	n.b.	n.b.	n.b.

Tabelle B.1.2: Oraler Glukose-Toleranz-Test: Darstellung der Blutglukose- (BG), Insulin-, C-Peptid- und Proinsulin-Werte der nicht betroffenen Familienmitglieder zu den Zeitpunkten 0, 30, 60, 90 und 120 min nach Glukosegabe. Die Personen sind entsprechend ihrer Generation (römische Ziffer) und Position im Stammbaum (arabische Ziffer) durchnummeriert (siehe Abbildung 2).

II:1					
Zeit [min]	**0'**	**30'**	**60'**	**90'**	**120'**
BG [mmol/l]	4,8	8,2	13,2	9,9	8,6
Insulin [pmol/l]	64,4	308,0	542,5	526,4	424,9
C-Peptid [µg/l]	3,5	6,9	11,1	11,4	12,2
Proinsulin [pmol/l]	5,4	7,3	13,8	22,9	31,5
III:2					
Zeit [min]	**0'**	**30'**	**60'**	**90'**	**120'**
BG [mmol/l]	4,6	7,9	8,6	7,6	5,8
Insulin [pmol/l]	56,0	267,4	340,2	395,5	317,1
C-Peptid [µg/l]	2,1	4,8	6,6	7,6	7,4
Proinsulin [pmol/l]	n.v.	n.v.	n.v.	n.v.	n.v.
III:10					
Zeit [min]	**0'**	**30'**	**60'**	**90'**	**120'**
BG [mmol/l]	5,5	5,7	5,0	5,8	5,2
Insulin [pmol/l]	57,4	572,6	219,8	421,4	273,7
C-Peptid [µg/l]	2,0	10,4	6,6	8,3	7,0
Proinsulin [pmol/l]	n.b.	n.b.	n.b.	n.b.	n.b.

B.2. Glukagontest

Tabelle B.2.1: Glukagontest: Blutglukose (BG), Insulin, C-Peptid und Proinsulinspiegel der betroffenen (weiß hinterlegt) und nicht betroffenen (grau hinterlegt) Familienmitglieder zu den entsprechenden Zeitpunkten nach Glukagongabe; Werte der Indexpatientin III:7 aus dem Glukagontest vom Juli 2000 (siehe Abschnitt 2.1.3). Die Personen sind entsprechend ihrer Generation (römische Ziffer) und Position im Stammbaum (arabische Ziffer) durchnummeriert (siehe Abbildung 2).

II:2									
Zeit [min]	**0'**	**15'**	**30'**	**45'**	**60'**	**75'**	**90'**	**215'**	**305'**
BG [mmol/l]	3,1	4,7	5,3	4,7	4,0	3,5	3,1	3,5	2,9
Insulin [pmol/l]	47,9							27,1	17,4
C-Peptid [µg/l]	2,1							1,5	1,5

II:5									
Zeit [min]	**0'**	**15'**	**30'**	**45'**	**60'**	**75'**	**90'**		
BG [mmol/l]	3,3	6,1	6,9	6,1	5,2	4,1	3,9		
Insulin [pmol/l]	11,9	151,2	66,5	49	30,8	20,3	13,3		
C-Peptid [µg/l]	1.4	4.5	3.1	2.6	2.4	2.0	1.7		
Proinsulin [pmol/l]	2.4	6.2	4.9	5.1	3.7	3.8	6.1		
III:3									
Zeit [min]	**0'**	**15'**	**30'**	**45'**	**60'**	**70'**	**75'**	**90'**	**170'**
BG [mmol/l]	2,9	4,3	4,2	3,4	2,7	2,9	2,8	2,6	2,4
Insulin [pmol/l]	18,7					38,9			18
C-Peptid [µg/l]	1					1,1			0,9
III:6									
Zeit [min]	**0'**	**15'**	**30'**	**45'**	**60'**	**75'**	**90'**	**215'**	**305'**
BG [mmol/l]	2,9	5,2	4,9	4,2	3,5	3,0	2,5	3,1	2,9
Insulin [pmol/l]	24,3							12,5	7,6
C-Peptid [µg/l]	1,2							0,8	0,8
III:7									
Zeit [min]	**0'**	**15'**	**30'**	**45'**	**60'**	**75'**	**90'**		
BG [mmol/l]	2	3,8	3,7				1,4		
III:8									
Zeit [min]	**0'**	**15'**	**30'**	**45'**	**60'**	**75'**	**90'**		
BG [mmol/l]	3,8	6,3	8,5	4,3	3,8	4,0	3,7		
Insulin [pmol/l]	6,3	32,9	30,1	11,2	2,1	5,6	4,2		
C-Peptid [µg/l]	0.5	1.2	1.1	0.9	0.6	0.5	0.5		
Proinsulin [pmol/l]	2.0	3.5	6.6	2.8	2.8	2.9	7.9		
III:9									
Zeit [min]	**0'**	**15'**	**30'**	**45'**	**60'**	**75'**	**90'**		
BG [mmol/l]	3,6	6,2	6,2	4,4	3,3	3,2	3,1		
Insulin [pmol/l]	10,5	85,4	42,7	28,7	7,7	4,2	6,3		
C-Peptid [µg/l]	0.8	2.7	1.9	1.6	1.1	0.8	0.7		
Proinsulin [pmol/l]	3.3	8.8	7.8	6.9	5.2	4.6	6.8		

II:1									
Zeit [min]	**0'**	**15'**	**30'**	**45'**	**60'**	**75'**	**90'**	**215'**	**295'**
BG [mmol/l]	3,6	5,2	5,7	5,2	4,4	3,8	3,6	4,3	4,3
Insulin [pmol/l]	28,5							22,2	20,1
C-Peptid [µg/l]	2,2							2	2,3
III:2									
Zeit [min]	**0'**	**15'**	**30'**	**45'**	**60'**	**75'**	**90'**	**195'**	**280'**
BG [mmol/l]	3,6	4,9	5,7	4,8	3,8	3,5	3,2	3,9	3,4
Insulin [pmol/l]	38,2							16,7	11,1
C-Peptid [µg/l]	1,5							1,1	1,3
III:10									
Zeit [min]	**0'**	**15'**	**30'**	**45'**	**60'**	**75'**	**90'**		
BG [mmol/l]	5,0	8,2	8,9	7,1	5,9	4,6	3,9		
Insulin [pmol/l]	41,3	249,2	154	93,8	42,7	24,5	23,8		
C-Peptid [µg/l]	1.4	4.2	3.6	3.0	2.3	1.8	1.4		
Proinsulin [pmol/l]	2.5	6.5	7.2	7.4	6.4	5.3	4.4		